職場ストレス予防チェックポイント

職場ストレス予防のための実際的な改善策

［訳］

小木和孝
吉川悦子
佐野友美
吉川　徹

公益財団法人
大原記念労働科学研究所

訳者はしがき

産業現場のストレス予防策に大きな関心が寄せられています。職場のメンタルヘルスの向上に、過重労働対策に、また健康な労働生活を実現していくために、職場ストレスを減らす実際的な改善策が注目されています。さまざまな業種で共通して役立つ職場ストレス予防策を集めて解説したのが本書です。国際労働機関（ILO）が企画し、専門家グループが集録した豊富な国際経験をもとに、実際的な現場改善用ヒント集として、このチェックポイント集がまとめられました。2012年にILO出版物として刊行されました。

このマニュアルは、各種職場におけるストレス予防策を広い視点から効果的に講じていくための取り組み方を具体的に解説することに力点を置いています。職域の現場リスクマネジメントの進展を反映して、リスクとなるストレッサーを広い視点を生かして特定し、すぐに実施可能な職場改善策を講じていくすすめ方を生かせるチェックポイントをまとめています。さまざまな業種で共通してすぐ取り組めるストレス予防策とその実施方法を解説することに主眼が置かれています。現場に適したストレス予防をすすめていく上で参考となる具体的な予防策が、多彩に示されています。

この「職場ストレス予防チェックポイント」の編集目的とその経緯については、当時のILO産業安全保健プログラムの町田静治ディレクターによる序文に詳しく述べられています。実際の企画と編集は、町田氏の上司だったILO労働保護局井谷徹局長が専門家グループを組織してそのグループの共同作業として行われました。訳者の一人である小木和孝もその専門家グループに加わってまとめの編集を行った経緯があります。この訳書の出版で、国際経験を生かした職場ストレス対策が産業現場ですすむことが期待されます。

この現場向き予防策をまとめて提示するILOの方針は、序文にも述べられているように、小規模事業場や農業など多くの業種で職場改善の成果を挙げるのに役立ってきた「人間工学チェックポイント」（ILO、1996、第2版2010）の編集方針を受け継いだものです。この第2版の日本語訳も労働科学研究所から刊行されているので、併せて参考にしていただくことができます。産業現場ですぐ応用できる改善策を実施する推進役となってきた参加型職場環境改善でよく取り上げられる改善策をまとめています。この職場ストレス予防チェックポイント集でも、参加型改善を含めて、産業現場で実施しやすい改善策がまとめられています。チェックポイント各項目の表示方法も、同様になっていて、ストレス予防に役立つ理由を「なぜ」で説明し

てから、「どのように」で3～6点ほど述べ、「追加のヒント」も挙げています。わかりやすい要約として「覚えておくポイント」を述べ、典型的な予防策をカラー図解例で次ページに示す構成をとっています。産業現場ですぐ実施できる改善策に力点がおかれています。

このように、「人間工学チェックポイント」と同様の編集方針をとっていることから、各項目をそれぞれの現場用改善策として選んで列記する「アクションチェックリスト」にすぐ使える点も、「人間工学チェックポイント」と共通しています。「職場ストレス予防チェックポイント」の50項目のうち、現場条件に合わせて20～30項目ほどを選んでストレス予防、メンタルヘルス向上のための現場用のアクションチェックリストとして利用することができます。このチェックリストを利用して現場巡視し、その結果をグループ討議して現場の良い点、改善点としてまとめ、それを参考に現場で実施可能な改善策いくつかに合意して改善策実施にすすむことができます。職場ストレス一次予防の計画づくりと実際的な予防策実施に役立つように編集されています。

本書の10領域にまとめた職場ストレス予防策の構成も、現場ごとにストレス対策を実施していくときに役立ちます。ストレス予防の視点を広げる点で、またすぐに複数の改善策を現場で取り上げやすくしている点で、本書の構成は大いに参考になります。取り上げられている10領域のいずれの領域でも、すぐ実施しやすいストレス予防策を選べることから、段階をおって改善を重ねていく活動を支えていくツールとして、このチェックポイント集を活用していくことができます。

国際経験に基づくこの10領域の構成は、職場ストレス対策のための広い視野からの現場改善の企画と実施に参考になると思われます。ストレス対策に重要な「リーダーシップと公正さ」のあとに続く「仕事の要求」、「職務の裁量度」、「社会的支援」、「作業場環境」、「ワークライフバランスと労働時間」は、いずれも、ストレス対策の重点領域に当たります。そのいずれの領域でも、ストレス予防に実効ある職場改善策がシンプルな対策を中心に提示されていて、職場ごとの状況に合わせて優先策を選定していく現場応用に便利になっています。さらに、メンタルヘルスに重要な「職場における貢献の認識」、「攻撃的行為からの保護」、「雇用の保障」、「情報とコミュニケーション」の各領域に挙げられている予防策も、汎用性があり、現場対策にきわめて有用です。

このマニュアルの利用方法として述べられている3

つの使い方も、大いに参考になります。短いチェックリスト用に項目を選定して、グループ討議に活用すること、情報シートとして配布しやすくすること、すぐの職場改善のための短期トレーニングに活用することが推奨されています。この活用法も「人間工学チェックポイント」が参加型職場改善活動の推進ツールとしても役立ってきたことを反映しています。本書のチェックポイント集が「職場ストレス予防チェックリスト」にすぐ応用できるとの指摘は、きわめて重要です。

　ILOがこのチェックポイント集をまとめたのと同じ方針で現場向きにストレス一次予防策を広く取り上げて実施可能策を段階的に実施していく方式が、今広がりつつある「職場ドック」方式です。職場のメンタルヘルス向上のために、すぐ実施できるストレス予防策をまとめたなかから、項目をしぼったアクションチェックリストを利用して現場を点検し合い、良い点、改善点をグループ討議し、すぐ実施可能な改善策を選んで実施する方式です。改善策を提案しやすくした現場ツールの利用により、多くの改善策実施に結実するのは、本書の活用方法と軌を一にしています。その意味で、本書の利用にも役立つと考え、職場ドック方式を中心に今応用がすすんでいる「メンタルヘルスアク

ションチェックリスト」とその活用法を参考資料として掲載することとしました。本書の利用にも、産業現場のストレス予防のための職場環境改善の推進にも役立つよう、期待しています。

　本書の訳出では、ILOを中心としたストレス対策の国際経験と国内外の参加型職場環境改善の成果を取り入れたわかりやすい訳文とするように配慮しました。訳者グループは、職場ドックの普及活動をはじめ、健康に働くための現場活動支援の経験を積んでいるので、現場活用に役立つ訳書となるように努めました。ILOによるチェックポイントのシリーズのわかりやすい構成と、すぐの応用を目標にしたカラー図解による例示が生かせるようにも留意しました。

　このユニークな本書の日本語版が、チェックポイント集シリーズの分かりやすい構成を生かして広く活用されていくことを願っています。本書使用経験、ご批判を寄せてくだされば、ILOにも伝えて、今後の国際協力に反映させていきます。

日本語版翻訳チーム
小木和孝、吉川悦子、佐野友美、吉川　徹

序　文

　仕事関連のストレスは、多くの国で、またさまざまな職場で最も重要な問題の１つです。ストレスは多くの悪影響をもたらし、循環器疾患と消化器疾患、その他の身体的影響、心身症と心理社会的な問題、生産性低下など多岐にわたります。職場ストレスに関して、労働条件と作業組織の改善に、ストレスの多い労働状況に対処する実際的改善策に、ますます力点がおかれています。ILO による最近の調査では、職場のストレスを調べ、減らすために、広く利用できるチェックポイントがあると指摘されています。この最近の国際経験を検討し、多様な状況に応用できる適用しやすいチェックポイントを開発することが役立ちます。

　特に、職場ストレス関連の問題を予防するためには、職場条件と作業組織を最適化することが重要です。これらの問題には実際的な対策が多数あり、例えば、職場、家庭と地域社会における外部負荷（ストレッサー）の最適化、労働者の対処能力の向上、労働者の支援システムの強化など、多岐にわたります。

　したがって、このマニュアルは、職場ストレスに関係した問題を広く検討しています。そして、労働生活におけるストレッサーを特定し有害な影響を軽減するために適用しやすいチェックポイントを提示します。労働者と事業者が、職場ストレスの原因を検出して、対処する効果的な措置を取るためのチェックポイントを活用していくことが望まれます。

　どの職場でも、ストレス制御についてのプログラムが成果をあげる上で重要なのは、ストレス予防をすすめるリスクアセスメントに結びつけて行うことです。本書のチェックポイントは、さまざまな組織で広く行われている良好実践を代表しており、そのチェックポイントを各組織ごとの特性と現場ごとの問題点に結びつけて活用しなければなりません。ストレスを他のリスクに対するのと同じように取り扱うことが大切です。事業者はリスクアセスメントを、それに基づいた改善が行われていくように実施しなければなりません。職場ストレス予防のポリシーが、職場内の多くのリスク対策と切り離された別個の文書であってはなりません。ストレス問題は、事業場の産業安全保健ポリシー全体の一部として統合されているべきです。

　職場の特定の条件に合わせて各職場に適合した戦略とアプローチを採用すべきです。例えば、先進工業国の大規模な工場のストレス問題は、開発途上国の製造業施設における問題とは大きく異なっています。

　労働者、その代表者、労働組合が参加し関与することが、ストレス予防に不可欠です。彼らの参加と協力は、職場ストレス予防に関するプログラムのプロセス全体にわたって取り組まれている必要があります。

　この職場ストレス予防のチェックポイントをまとめるに当たって、ILO は、専門家グループを組織しました。このグループは、ストレスと労働改善に関する外部の専門家６名とILOスタッフにより構成されました。ILO 本部における１週間のグループ会議とその後の電子メールによる討議に基づいて、50のチェックポイントが編集されました。このグループ会議に参加した専門家は、Jean-Pierre Brun（カナダ）、Anna-Lisa Elo（フィンランド）、Tage S. Kristensen（デンマーク）、小木和孝（日本）、Leanart Levi（スウェーデン）とAnjali Nag（インド）でした。この会議に参加したILO スタッフは、井谷徹、Claude Loiselle と David Gold です。世界保健機関（WHO）の Evelyn Kortum も参加しました。会議参加者からの提出原稿についてこのマニュアル執筆の調整役を担った小木和孝がまとめの編集を行いました。草案は専門家グループ内で再検討し、国際および国内の経営者組織と労働者組織に関連した外部専門家に回覧したのち最終編集されました。特に ILO は英国 Trades Union Congress の Hugh Robertson、International Employers' Organization の Janet Asherson と同僚の方々の批判的で有用な貢献に感謝します。技術的な査読と刊行の作業は、ILO Programme on Safety and Health at Work and the Environment（SafeWork）の産業保健部門上級専門職である Shengli Niu により行われました。

　この刊行物はストレスに関する単なる記述マニュアルではありません。そのカラー図解の多くは、安全保健活動の良好実践を監査するガイドとして活用することができ、ストレスを最小限に抑えるために効果的な役割を果たすことができます。本書の刊行が、世界中の多くの国で労働条件を改善し職場ストレスを予防するための ILO 活動を補完することが期待されます。

　このマニュアルに掲載されているチェックポイントを種々の業種―製造業、情報技術、農業など―で応用した経験とそれに基づくフィードバックは、今後本書を改訂していく上できわめて有用です。さまざまな国、さまざまな産業における本書の活用を通じて、このマニュアルが改良され改訂されることを望んでいます。

町田静治
国際労働機関（ILO）産業安全保健プログラム
（SafeWork）ディレクター

目　　次

職場ストレス予防チェックポイント一覧表

第1章　リーダーシップと公正さ

1．職場ストレス予防のための職場の方針と戦略を定め、周知させます。
2．職場内で差別が起こらないようにする手順、労働者を公平に扱う手順を確立します。
3．管理者と労働者間と労働者どうしの間で業務をはなれた非公式の対話がすすむよう奨励します。
4．従業員の個人情報を厳重に管理し、保護します。
5．職場の問題はそれが起こったときにすぐ対処します。

第2章　仕事の要求

6．労働者数と能力を考慮して全体の作業負担を調整します。
7．労働者への過度の要求を防ぐために作業割り当てを再調整します。
8．作業を慎重に計画し、達成可能な締め切り期限や作業ペースに合意するようにします。
9．職務課題と責任が明確に定義されていることを確かめます。
10．職場における注意力を維持するために、異なった作業を交代して行えるようにします。

第3章　職務の裁量度

11．労働者が自分たちの作業組織について意思決定できるようにします。
12．労働者が仕事を行う方法についての労働者の自由度と裁量度を改善します。
13．新しい職務遂行能力、技能、知識が向上するように作業を組織します。
14．労働条件と生産性の改善に労働者が参加するように奨励します。
15．職場の問題と解決策について話し合うために定期的な会議を開催します。

第4章　社会的支援

16．労働者と管理監督者が互いに支援を受けられるように、密接な事業者・労働者関係を確立します。
17．労働者間の相互支援と知識および経験の共有を促進します。
18．従業員に援助を提供するための外部資源を特定し、活用します。
19．勤務時間中または勤務時間後に社会的な活動を行うよう計画します。
20．必要なときに労働者に具体的な援助と支援を提供します。

第5章　作業場環境

21．現状の労働安全衛生マネジメントシステムに基づいて、リスクのアセスメントと制御のための明確な手順を確立します。
22．身体的および精神的健康に役立つ快適な労働環境を整備します。
23．安全と健康上の危害要因をその発生源で排除するか、低減します。
24．清潔な休憩施設を設けます。
25．非常事態対応と迅速な避難がすぐできる緊急時計画を策定します。

第6章　ワークライフバランスと労働時間

26．労働者が労働時間の設計に関与するようにします。
27．事業場のニーズと労働者の特別なニーズの双方に対応するように勤務スケジュールを計画します。
28．過度に長い労働時間を避けるための措置を確立し、上限を設定します。
29．労働者が家族責任を果たすことができるように勤務時間制を最適化します。
30．作業負荷に応じて、休憩時間と休養時間の長さと頻度を調整します。

第7章　職場における貢献の認識

31．労働者とチームによる良い仕事をみんなに分かるように称賛します。
32．労働者が自分の仕事の結果を知ることができる制度を導入します。
33．労働者が感じたことと意見を表明できる制度を導入します。
34．女性と男性を均等に扱います。
35．キャリアの将来見通しがよく理解できるようにします。

第8章　攻撃的行為からの保護

36．攻撃的行為が防止され、迅速かつ適切に処理される組織の枠組みと戦略を確立し、実施します。
37．尊敬できる行動について訓練を実施し、意識を向上させます。
38．職場における暴力、いじめとハラスメントに対処するための手順と行動モデルを確立します。
39．攻撃的行為に巻き込まれた人を援助するために、迅速で文化的に配慮の行きとどいた介入を行います。
40．顧客と外部の人からの暴力にたいして労働者を保護するために作業区域を整備します。

第9章　雇用の保障

41. 安定した雇用の可能性を高めるように仕事を計画します。
42. 雇用条件と賃金に関する明確な条項を記載した書面の雇用契約書を交わします。
43. 関連契約書に従って賃金が定期的に支払われ、その他の手当が給付されていることを確認します。
44. 育児休暇をとっている労働者の雇用の確保を確かめます。
45. 雇用の確保を強化し、不公正な解雇から労働者と労働者代表を保護します。

第10章　情報とコミュニケーション

46. 常に管理監督者が職場に行き、労働者と話し合うようにします。
47. 管理監督者が労働者と問題点について容易に頻繁にコミュニケーションできているか確かめます。
48. 重要な決定事項について労働者に適切な手段で定期的に通知します。
49. 経営陣トップに労働者の意見を伝えます。
50. 労働者に将来計画と変更点に関する関連情報を伝えます。

このマニュアルの利用方法

職場におけるストレス問題は、工業国と途上国双方の生産的で健康な労働生活を確保するための取り組み課題の一つになっています。このマニュアルは、職場でストレスを引き起こす諸問題に対策を講じる必要がますます増大している現状を反映して作成されました。ここに集められた50のチェックポイントは、その検討に参加して職場ストレス予防策を実施していく上で役立つ対策をまとめた専門家たちの経験に基づくものです。これらのチェックポイントが示している改善アクションは、実際の職場で実地に応用できると立証されている基本原則に準拠しています。これらの原則は、以下を含みます。

- すぐ行う解決策は、管理者と労働者が積極的に参加して開発する必要があります。

- グループワークは、実際的な改善策を計画して実施するのに有利です。

- 改善策が長期間持続するためには、多領域にわたってアクションをとることが必要です。

- 現場ごとに適合した改善策を生み出していくには、持続する実行プログラムが必要です。

ここに集められたチェックポイントは、さまざまな労働状況にすぐに応用できる、シンプルで低コストの職場改善策を代表しています。これらのチェックポイントは広い領域にわたっているので、そのユーザーは、現場の状況を考慮に入れた多領域にわたる改善策を実施するように励まされます。

実際的なチェックポイントを提示するアクション指向型のマニュアルが役立つことは、ワイズ方式（小規模事業場における労働改善、WISE: Work Improvement in Small Enterprises）やウィンド方式（農村開発における労働改善、WIND: Work Improvement in Neighbourhood Development）のILOによる活用経験により、またILOの加盟組織である政府・労働者組織・経営者組織や関連学会、産業安全保健実務者と職場人間工学専門家たちの使用経験のフィードバックにより立証されています。これらの経験は、ILOが国際人間工学会連合（IEA: International Ergonomics Association）の協力のもと1996年に出版し、2010年に第2版を刊行した「人間工学チェックポイント」（訳注：日本語訳は2013年労働科学研究所刊）の実施利用にもとづきます。このマニュアルは、同じ方針で開発されたチェックポイント集です。

このマニュアルの使い方には、3つの主な使い方があります。

- マニュアル内のチェックポイントの中から選んだチェックポイントを現場ごとの条件に適合した便利なチェックリストとして作成して適用すること。

- すぐ使える情報シート集を作成すること。

- すぐの職場改善策の計画と実施についてのトレーニングワークショップを開催すること。

1．選定したチェックポイントの職場への適用

これらのチェックポイントを特定の職場に適用するさいには、対象とする職場に重要と考えられる一定数のチェックポイント項目を選定することがすすめられます。通常は、約20〜30項目を選ぶのが、このマニュアルを初めて応用するのに適しています。選定したチェックポイント項目に相当するページのコピーを、産業安全保健や職場介入、作業関連リスク管理の導入についてのトレーニングで用いるのに配布することができます。

選定した項目を用いて、短いチェックリストを作成することができます。こうしたチェックリストは、改善に役立つ可能性のあるアクションに焦点を当てるべきで、そのチェックリストをマニュアルから選んだページのコピーと一緒に用いるといっそう効果的でしょう。その現場での改善アクションに適した数項目を追加して現場向けチェックリストを作成することがすすめられます。

こうして選定したチェックポイントを適用したり、トレーニング用に使用したりするさいには、作業区域を歩いての職場巡視をまず行うことが役立ちます。短いチェックリストは、参加者が訪れた職場を新鮮な目で観察し、実際的な改善領域を見つけていくのをやりやすくするので、こうした歩いての職場巡視に大いに役立ちます。現に存在する良い点は巡視後の討議に役立つので、そうした良い点を見つけておくように参加者に頼んでおくのを忘れないようにします。

職場訪問の結果は、小グループで討議すべきであり、それから全参加者またはグループ代表者による討議で検討します。選んだチェックポイント項目を用いての

参加者によるグループワークは、それぞれの現場に適した実際的な改善策を見出すために欠かせません。

職場条件の多領域にわたって観察することが大切です。したがって、このマニュアルのいくつかの領域から、少なくとも数項目ずつ選んで使用することがすすめられます。領域としては、リーダーシップ、仕事の要求、職務の裁量度、社会的支援、作業場環境、ワークライフバランスと労働時間、コミュニケーションを取り上げておくことができます。現場ごとの事情により、他の領域からの項目も追加することができます。

2．すぐ使える情報シートの作成

情報シートの作成に当たっては、このマニュアルを用いて限られた数のチェックポイント集にまとめます。この目的に合っているのが、各チェックポイントがシンプルで統一された構成からなっている点です。対象とする現場の条件を反映した所見や資料を付け加えてチェックポイントのページ内容を改定しておくと役立ちます。このマニュアルの力点はシンプルで実際的な改善選択肢におかれているので、こうした再編集は比較的容易です。例えば、これらの実際的な選択肢に合致してその現場で達成された良好事例を利用して、便利なパンフレットを作成することができるでしょう。

3．すぐの職場改善のためのトレーニングワークショップの開催

ストレス予防を目的とした職場改善策実施のためのトレーニングにこのマニュアルを用いる実際的な方法は、具体的な対策の適用について現場の人たち向けの短いトレーニングワークショップを開催することです。

ワイズ方式トレーニング活動や同じような参加型プログラムの経験は、対象とする現場の実践に基づく実際的なアプローチを用いる1ないし4日間のトレーニングワークショップが効果的であることを実証しています。このマニュアルは、職場ストレス予防についての短いトレーニングワークショップの指導教材として用いることができます。

こうしたトレーニングワークショップは、上記の現場に合わせたチェックリストおよび情報シートの利用と合わせて開催することができます。

このマニュアルに基づくチェックリストと関連した情報シートを用いて、改善策実施のための実際的なヒント集でトレーニングがやりやすくなります。実際的な職場改善策は、このマニュアルが推進する対策指向の諸原則を適用することによって達成することができます。

実際的ないくつかの提案

1．職場条件を新しい視点で見直すためにアクションチェックリストを使ってみます。アクション形式で構成されるチェックポイント項目からなるチェックリストは、人々が現状の職場条件を検討するのに役立ちます。

2．現地の職場ですでに行われた改善策の良い例から学ぶこと、現場の状況に応じて改善のアイデアを生み出すことが大いにすすめられます。現場にある事例は得られる利益とその実現可能性の双方を具体的に示します。こうした事例は、現場の人々がすぐのアクションをとるよう働きかけることができます。さらに、弱点を指摘するのでなく成果に注目することは、現実の改善策に至る積極的で建設的な思考を推進するのに常に役立ちます。

3．グループ討議は、いつも有用です。人々がさまざまな視点からのアクションにどう優先順位をつけるか、いくつもある配慮点についてどう調和させるかについて、お互いにアイデアを交換するのに役立ちます。

4．短期と長期の双方の改善計画を推進することは、不可欠で、常に有用です。すぐの現場ニーズに合致するアイデアは、短期的には、まず第一に実践すべきです。小さいが効果的な改善策が達成されると、人々は、時間と資源をもっと必要とする次のステップをとることに確信が持てるようになります。

フォローアップ活動として重要な点は、得られた積極的な成果を現在の産業安全保健活動と結びつけることです。それぞれの現場で達成された積極的な経験を改善のための提案と計画に結びつけていくことが重要です。それは、このマニュアルのチェックポイントのさまざまな見方を生かして協力することにより実施されるべきです。例えば、グループワークを生かして、職場の3つの良い点と3つの改善点を討議して合意してから、協力して行う優先アクションを討議するようにします。

職場ストレス予防チェックリスト

チェックリストの使い方

このマニュアルには50のチェックポイントがあります。全部の項目を使うことも、対象職場に関連した項目だけを含むリストにして使うこともできます。通常約20〜30項目にして使います。

1．職場を知ること

主な製品や提供サービス、作業方法、労働者数（男女別）、労働時間（休憩と残業を含む）、その他の重要と思われる問題点についての情報を集めます。現場の状況により、チェックリストの下段にある個所に現場についての追加情報を記入しておくこともできます。

2．チェックする作業区域を定めておくこと

管理者、労働組合代表やその他のキーパーソンと協議してチェックする作業区域を定めます。小規模事業場の場合は、作業区域全体をチェックすることもできます。大規模事業場では、選んだ作業区域を別々にチェックすることもできます。

3．最初に行う職場の見回りと討議

チェックリスト全体を読み、チェックリストを使い始める前に多少の時間をとって作業区域を見回りするか、その職場のストレスについて話し合います。

4．チェック結果の記入法

各項目を注意深く読みます。「この対策を提案しますか？」の下にある「いいえ」か「はい」に✓印を付けます。
- その対策がすでに適切にとられているか、または必要でない場合、「いいえ」に印を付けます。
- その対策をとることがよいだろうと思われる場合、「はい」に印を付けます。
- 「備考」の箇所に、その対策が関係する場所やあなたの提案内容を書きます。

5．優先項目の選択

「はい」に印を付けた項目のうち、その対策が最も役立つように思われる数項目を選んで、「優先」に印を付けます。

6．チェック結果についてのグループ討議

その職場の見回りや協議に参加した人たちとチェック結果を討議します。チェックリストを使った結果に基づいて、すでにある良い点いくつかと対策をとるべき点いくつかについて合意します。提案した対策について管理者、労働者に伝えて、それらの対策の実施について協力します。

チェックリスト

リーダーシップと公正さ

1. 職場ストレス予防のための職場の方針と戦略を定め、周知させます。

   この対策を提案しますか？
   □いいえ　　□はい　　□優先
   備考　_____
   _____

2. 職場内で差別が起こらないようにする手順、労働者を公平に扱う手順を確立します。

   この対策を提案しますか？
   □いいえ　　□はい　　□優先
   備考　_____
   _____

3. 管理者と労働者間と労働者どうしの間で業務をはなれた非公式の対話がすすむよう奨励します。

   この対策を提案しますか？
   □いいえ　　□はい　　□優先
   備考　_____
   _____

4. 従業員の個人情報を厳重に管理し、保護します。

   この対策を提案しますか？
   □いいえ　　□はい　　□優先
   備考　_____
   _____

5. 職場の問題はそれが起こったときにすぐ対処します。

   この対策を提案しますか？
   □いいえ　　□はい　　□優先
   備考　_____
   _____

リーダーシップと公正さについてのコメント
_____
_____

仕事の要求

6. 労働者数と能力を考慮して全体の作業負担を調整します。

   この対策を提案しますか？
   □いいえ　　□はい　　□優先
   備考　_____
   _____

7. 労働者への過度の要求を防ぐために作業割り当てを再調整します。

   この対策を提案しますか？
   □いいえ　　□はい　　□優先
   備考　_____
   _____

8. 作業を慎重に計画し、達成可能な締め切り期限や作業ペースに合意するようにします。

   この対策を提案しますか？
   □いいえ　　□はい　　□優先
   備考　_____
   _____

9. 職務課題と責任が明確に定義されていることを確かめます。

   この対策を提案しますか？
   □いいえ　　□はい　　□優先
   備考　_____
   _____

10. 職場における注意力を維持するために、異なった作業を交代して行えるようにします。

    この対策を提案しますか？
    □いいえ　　□はい　　□優先
    備考　_____
    _____

仕事の要求についてのコメント
_____
_____

職務の裁量度

11. 労働者が自分たちの作業組織について意思決定できる
    ようにします。

    この対策を提案しますか？
    □いいえ　　□はい　　　□優先
    備考　＿＿＿＿＿＿＿＿＿＿＿＿＿＿＿
    ＿＿＿＿＿＿＿＿＿＿＿＿＿＿＿＿＿＿＿

12. 労働者が仕事を行う方法についての労働者の自由度と
    裁量度を改善します。

    この対策を提案しますか？
    □いいえ　　□はい　　　□優先
    備考　＿＿＿＿＿＿＿＿＿＿＿＿＿＿＿
    ＿＿＿＿＿＿＿＿＿＿＿＿＿＿＿＿＿＿＿

13. 新しい職務遂行能力、技能、知識が向上するように作
    業を組織します。

    この対策を提案しますか？
    □いいえ　　□はい　　　□優先
    備考　＿＿＿＿＿＿＿＿＿＿＿＿＿＿＿
    ＿＿＿＿＿＿＿＿＿＿＿＿＿＿＿＿＿＿＿

14. 労働条件と生産性の改善に労働者が参加するように奨
    励します。

    この対策を提案しますか？
    □いいえ　　□はい　　　□優先
    備考　＿＿＿＿＿＿＿＿＿＿＿＿＿＿＿
    ＿＿＿＿＿＿＿＿＿＿＿＿＿＿＿＿＿＿＿

15. 職場の問題と解決策について話し合うために定期的な
    会議を開催します。

    この対策を提案しますか？
    □いいえ　　□はい　　　□優先
    備考　＿＿＿＿＿＿＿＿＿＿＿＿＿＿＿
    ＿＿＿＿＿＿＿＿＿＿＿＿＿＿＿＿＿＿＿

職務の裁量度についてのコメント
＿＿＿＿＿＿＿＿＿＿＿＿＿＿＿＿＿＿＿＿＿＿＿
＿＿＿＿＿＿＿＿＿＿＿＿＿＿＿＿＿＿＿＿＿＿＿

社会的支援

16. 労働者と管理監督者が互いに支援を受けられるように、
    密接な事業者・労働者関係を確立します。

    この対策を提案しますか？
    □いいえ　　□はい　　　□優先
    備考　＿＿＿＿＿＿＿＿＿＿＿＿＿＿＿
    ＿＿＿＿＿＿＿＿＿＿＿＿＿＿＿＿＿＿＿

17. 労働者間の相互支援と知識および経験の共有を促進し
    ます。

    この対策を提案しますか？
    □いいえ　　□はい　　　□優先
    備考　＿＿＿＿＿＿＿＿＿＿＿＿＿＿＿
    ＿＿＿＿＿＿＿＿＿＿＿＿＿＿＿＿＿＿＿

18. 従業員に援助を提供するための外部資源を特定し、活
    用します。

    この対策を提案しますか？
    □いいえ　　□はい　　　□優先
    備考　＿＿＿＿＿＿＿＿＿＿＿＿＿＿＿
    ＿＿＿＿＿＿＿＿＿＿＿＿＿＿＿＿＿＿＿

19. 勤務時間中または勤務時間後に社会的な活動を行うよ
    う計画します。

    この対策を提案しますか？
    □いいえ　　□はい　　　□優先
    備考　＿＿＿＿＿＿＿＿＿＿＿＿＿＿＿
    ＿＿＿＿＿＿＿＿＿＿＿＿＿＿＿＿＿＿＿

20. 必要なときに労働者に具体的な援助と支援を提供しま
    す。

    この対策を提案しますか？
    □いいえ　　□はい　　　□優先
    備考　＿＿＿＿＿＿＿＿＿＿＿＿＿＿＿
    ＿＿＿＿＿＿＿＿＿＿＿＿＿＿＿＿＿＿＿

社会的支援についてのコメント
＿＿＿＿＿＿＿＿＿＿＿＿＿＿＿＿＿＿＿＿＿＿＿
＿＿＿＿＿＿＿＿＿＿＿＿＿＿＿＿＿＿＿＿＿＿＿

作業場環境

21. 現状の労働安全衛生マネジメントシステムに基づいて、リスクのアセスメントと制御のための明確な手順を確立します。

    この対策を提案しますか？
    □いいえ　　　□はい　　　□優先
    備考　_____

    _____

22. 身体的および精神的健康に役立つ快適な労働環境を整備します。

    この対策を提案しますか？
    □いいえ　　　□はい　　　□優先
    備考　_____

    _____

23. 安全と健康上の危害要因をその発生源で排除するか、低減します。

    この対策を提案しますか？
    □いいえ　　　□はい　　　□優先
    備考　_____

    _____

24. 清潔な休憩施設を設けます。

    この対策を提案しますか？
    □いいえ　　　□はい　　　□優先
    備考　_____

    _____

25. 非常事態対応と迅速な避難がすぐできる緊急時計画を策定します。

    この対策を提案しますか？
    □いいえ　　　□はい　　　□優先
    備考　_____

    _____

作業場環境についてのコメント
_____
_____

ワークライフバランスと労働時間

26. 労働者が労働時間の設計に関与するようにします。

    この対策を提案しますか？
    □いいえ　　　□はい　　　□優先
    備考　_____

    _____

27. 事業場のニーズと労働者の特別なニーズの双方に対応するように勤務スケジュールを計画します。

    この対策を提案しますか？
    □いいえ　　　□はい　　　□優先
    備考　_____

    _____

28. 過度に長い労働時間を避けるための措置を確立し、上限を設定します。

    この対策を提案しますか？
    □いいえ　　　□はい　　　□優先
    備考　_____

    _____

29. 労働者が家族責任を果たすことができるように勤務時間制を最適化します。

    この対策を提案しますか？
    □いいえ　　　□はい　　　□優先
    備考　_____

    _____

30. 作業負荷に応じて、休憩時間と休養時間の長さと頻度を調整します。

    この対策を提案しますか？
    □いいえ　　　□はい　　　□優先
    備考　_____

    _____

ワークライフバランスと労働時間のコメント
_____
_____

職場における貢献の認識

31. 労働者とチームによる良い仕事をみんなに分かるように称賛します。

    この対策を提案しますか？
    □いいえ　　□はい　　　□優先
    備考 _____

    _____

32. 労働者が自分の仕事の結果を知ることができる制度を導入します。

    この対策を提案しますか？
    □いいえ　　□はい　　　□優先
    備考 _____

    _____

33. 労働者が感じたことと意見を表明できる制度を導入します。

    この対策を提案しますか？
    □いいえ　　□はい　　　□優先
    備考 _____

    _____

34. 女性と男性を均等に扱います。

    この対策を提案しますか？
    □いいえ　　□はい　　　□優先
    備考 _____

    _____

35. キャリアの将来見通しがよく理解できるようにします。

    この対策を提案しますか？
    □いいえ　　□はい　　　□優先
    備考 _____

    _____

職場における貢献の認識についてのコメント
_____
_____

攻撃的行為からの保護

36. 攻撃的行為が防止され、迅速かつ適切に処理される組織の枠組みと戦略を確立し、実施します。

    この対策を提案しますか？
    □いいえ　　□はい　　　□優先
    備考 _____

    _____

37. 尊敬できる行動について訓練を実施し、意識を向上させます。

    この対策を提案しますか？
    □いいえ　　□はい　　　□優先
    備考 _____

    _____

38. 職場における暴力、いじめとハラスメントに対処するための手順と行動モデルを確立します。

    この対策を提案しますか？
    □いいえ　　□はい　　　□優先
    備考 _____

    _____

39. 攻撃的行為に巻き込まれた人を援助するために、迅速で文化的に配慮の行きとどいた介入を行います。

    この対策を提案しますか？
    □いいえ　　□はい　　　□優先
    備考 _____

    _____

40. 顧客と外部の人からの暴力にたいして労働者を保護するために作業区域を整備します。

    この対策を提案しますか？
    □いいえ　　□はい　　　□優先
    備考 _____

    _____

攻撃的行為からの保護についてのコメント
_____
_____

雇用の保障

41. 安定した雇用の可能性を高めるように仕事を計画します。

    この対策を提案しますか？
    □いいえ　　□はい　　□優先
    備考 _____
    _____

42. 雇用条件と賃金に関する明確な条項を記載した書面の雇用契約書を交わします。

    この対策を提案しますか？
    □いいえ　　□はい　　□優先
    備考 _____
    _____

43. 関連契約書に従って賃金が定期的に支払われ、その他の手当が給付されていることを確認します。

    この対策を提案しますか？
    □いいえ　　□はい　　□優先
    備考 _____
    _____

44. 育児休暇をとっている労働者の雇用の確保を確かめます。

    この対策を提案しますか？
    □いいえ　　□はい　　□優先
    備考 _____
    _____

45. 雇用の確保を強化し、不公正な解雇から労働者と労働者代表を保護します。

    この対策を提案しますか？
    □いいえ　　□はい　　□優先
    備考 _____
    _____

雇用の保障についてのコメント
_____
_____

情報とコミュニケーション

46. 常に管理監督者が職場に行き、労働者と話し合うようにします。

    この対策を提案しますか？
    □いいえ　　□はい　　□優先
    備考 _____
    _____

47. 管理監督者が労働者と問題点について容易に頻繁にコミュニケーションできているか確かめます。

    この対策を提案しますか？
    □いいえ　　□はい　　□優先
    備考 _____
    _____

48. 重要な決定事項について労働者に適切な手段で定期的に通知します。

    この対策を提案しますか？
    □いいえ　　□はい　　□優先
    備考 _____
    _____

49. 経営陣トップに労働者の意見を伝えます。

    この対策を提案しますか？
    □いいえ　　□はい　　□優先
    備考 _____
    _____

50. 労働者に将来計画と変更点に関する関連情報を伝えます。

    この対策を提案しますか？
    □いいえ　　□はい　　□優先
    備考 _____
    _____

情報とコミュニケーションについてのコメント
_____
_____

追加するチェックポイント

51.

    この対策を提案しますか？
    □いいえ　　　□はい　　　□優先
    備考　_____

    _____

52.

    この対策を提案しますか？
    □いいえ　　　□はい　　　□優先
    備考　_____

    _____

53.

    この対策を提案しますか？
    □いいえ　　　□はい　　　□優先
    備考　_____

    _____

54.

    この対策を提案しますか？
    □いいえ　　　□はい　　　□優先
    備考　_____

    _____

55.

    この対策を提案しますか？
    □いいえ　　　□はい　　　□優先
    備考　_____

    _____

追加したチェックポイントについてのコメント

_____

_____

第1章
リーダーシップと公正さ

　職場におけるリーダーシップと公正な扱いは、職場でのストレス防止に取り組む上で重要な前提条件です。一般的には、明確な方針と適切な作業を確保し、労働条件や作業組織を改善するための戦略に基づいて予防措置を講じることが重要です。ストレスに関連した取り組みに対処するための具体的な手続きを確立しておき、職場の問題をすぐに解決するための職場環境をつくり出すことが欠かせません。管理者と労働者のリーダーシップと共同努力が不可欠です。効果的な職場改善の手段として、以下のことを挙げることができます。

－　適切な仕事のための方針と戦略を周知させる

－　差別を禁止するための手続きを確立する

－　管理者と労働者の間のインフォーマルなコミュニケーションを促す

－　プライバシーを保護する

－　職場の問題に迅速に対処する

　献身的なリーダーシップと公正な扱いにより、職場のストレス予防に積極的に取り組むための職場文化を育成していくことができます。

チェックポイント1

職場ストレス予防のための職場の方針と戦略を定め、周知させます。

なぜ

職場のストレスは、労働条件と作業組織のあり方に密接に関連しています。したがって、職場におけるストレス予防は、人間らしく働きやすい仕事を確保するための方針と戦略に基づいているべきです。労働条件と作業組織の継続的な改善にはすべての労働者と管理監督者の共同努力が必要とされることが明確にされているべきです。その出発点として、事業者と労働者の密接な協力が求められています。

ストレス予防は、その職場の労働安全衛生マネジメントシステムの一部として組み込まれているべきです。予防策の計画と実施が、作業時のさまざまなリスクの評価結果と実際的な改善策の優先順位設定とに基づいて行われていくことが必要です。

事業者、管理監督者、労働者と労働者代表が積極的に参画する参加型アプローチが、職場ストレスの低減に最も効果的であることが知られています。職場ストレスは、心理社会要因、勤務時間制、作業方法、作業場環境とワークライフバランスを含む幅広い要因に関係しています。これらの幅広い要因は多領域にわたる介入を必要とし、参加型アプローチにより最もよく対処できます。このように、職場ストレス予防の力点は、職場のストレスに関連する複合要因をとりあげる参加型の取り組みで対策を講じていくことに置かれます。

どのように

1．その職場で人間らしく働きやすい仕事を達成するための明確な職場の方針を労働者、労働組合と協力して定めます。この方針を述べる文書で、労働者の安全健康と福祉を確保する事業者責任について明確に述べられているべきです。この方針を述べた文書はすべての労働者に通知されていなければなりません。

2．ストレス予防を職場の方針の中に一体化し、その方針を実施する実際的な対策についての共同戦略（すなわち、事業者、管理監督者、労働者が参画する参加型アプローチに基づく戦略）を採用します。この戦略は、その職場の労働安全衛生マネジメント

システムの中で実行されるリスク管理の諸活動と一致したものとして確立されているべきです。

3．職場ストレス予防を含む労働者の安全・健康とウェルビーイングのために確立された戦略に基づいて取り組む参加型アプローチを促進し支援することに責任を持つキーパーソンを任命します。

4．毎年またはあらかじめ定めた期間ごとに、安全・健康とストレス予防について改善していくための具体的な諸目標を決めます。これらの短期目標を参加型の取り組みステップによって達成していくための実施可能な改善アクションを計画し、実行します。

5．こうした戦略には、取り組んだアクションの評価と見直し、そして、それらの改善アクション継続していくためのフォローアップ活動が含まれていることが必要です。

追加のヒント

－ 自職場または類似した他職場におけるストレス予防の良好実践事例を集めます。ストレス低減と職場文化改善を実現する効果的な方策の具体例を集めて広く周知させます。

－ 職場内の安全・健康とストレス予防に関して行われた諸改善の要旨を、会合・掲示板・ニュースレターや電子メールを通じて、すべての労働者と管理監督者に知らせます。

－ 会合および労使協議の場で、ストレス対策の実効性と行われているアクションの改善方法を討議します。

覚えておくポイント

人間らしく働きやすい仕事と職場ストレス予防を確保するための参加型アプローチに基づいた職場の方針と戦略をすべての労働者と管理監督者に周知させます。

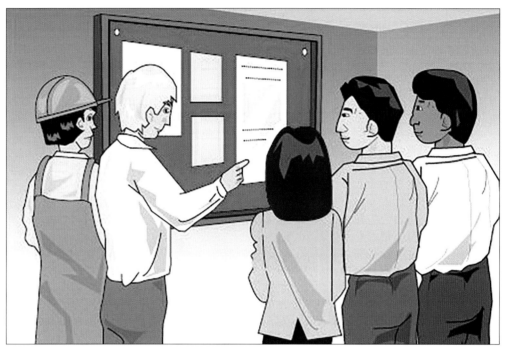

図１a　職場ストレス予防に対する明らかな事業者責任を明確に述べている職場の方針を定めます。

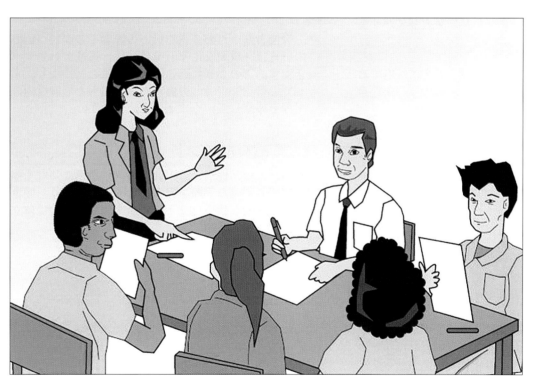

図１b　管理監督者と労働者が参画する参加型の取り組みステップによって、職場の安全・健康とストレス予防を改善するための具体的な諸目標を毎年設定します。

チェックポイント2

　職場内で差別が起こらないようにする手順、労働者を公平に扱う手順を確立します。

なぜ

　職場内で一緒に作業する人たちは異なった背景をもち、能力もさまざまなものです。すべての労働者を公正に扱い、尊敬の念をもって接することが大切です。すべての労働者が、性別、人種、宗教や信条にかかわりなしに平等に扱われることが職場の公開された方針であるべきです。差別を撤廃することにより、健康な職場文化を確立することができます。このような差別のない、公開した方針があることにより、職場内のストレス予防のよい基盤を作ることができるでしょう。

　差別的な仕打ち、不公正な扱いは、職場の重大なストレッサーとなります。職務の割り当て、キャリア形成、作業負担の割り振りと作業組織は、差別のないように公正に行われていなければなりません。女性と男性に平等の機会が与えられていることが重要です。この目標を達成するには、一貫した共同努力が欠かせません。

　明確な差別防止手順、的確な対策、訴えに対処する手続きがしっかりしていれば、ストレスの多い条件を改善したり、取り除いたりさえすることができます。事業者、管理監督者または労働者のなんらかの差別的な行動のために職場の紛争が起こることが知られています。こうしたことのないようにする手順が差別を禁ずる職場の方針のなかに取り決められているべきです。

どのように

1．職場内の差別を禁ずる職場の方針を確立します。この手順は職場における平等と公正な扱いを目的として定めます。そうした手順により、職務割り当て、業務上の義務、昇進、手当てと他の雇用条件における公正さが保たれます。とくに、年齢、人種、性別、障がい、国籍または宗教による雇用上の別扱いは、禁じられなければなりません。平等の方針に反する行動は、判明した時にすぐに報告され、深刻な状況に進展する前に差し止めるようにすべきです。

2．すべての事業者、管理監督者と労働者に職場内の平等方針を周知させ、いずれの差別的な扱いと行動を禁止する手順を周知させます。

3．差別的な行動を行った事例に対処する手続きには、プライバシーを保つ手順も含まれているべきです。このことが職場内の差別的扱いの是正を妨げたり、遅らせることのないようにすべきです。

4．労働者が不平等ないし不公正な扱いを受けたときに報告することができる職員を定めます。どの事例も迅速に公正に処理されるように確保します。

5．作業割り当ての公正な配分に特に留意します。すべての管理監督者と労働者に公正な配分の重要さを周知しておくことが必要です。周知されていることを適切な方法で確かめておくことも大切です。

追加のヒント

－　すべての労働者を平等に扱うことが職場文化の一部となっているようにします。職場内の平等とすべての人の公正な扱いが一貫していることが不可欠です。

－　事業者の側に不公正な扱いまたは差別がおきたときには、とりわけ迅速に誤りを認めます。

－　労働者側からの公正な扱いの提案や差別についての訴えは、重大なことと受けとめ、迅速に対処すべきです。このように迅速に対処することにより、すべての管理監督者と労働者の協力のもとで職場内の平等を確立していくことに役立ちます。

覚えておくポイント

　年齢、人種、性別、障がい、国籍や宗教に基づく差別を禁ずる明確な手順を定めておくことにより、働きやすく人間的な仕事を支える職場文化を効果的に確立することができます。

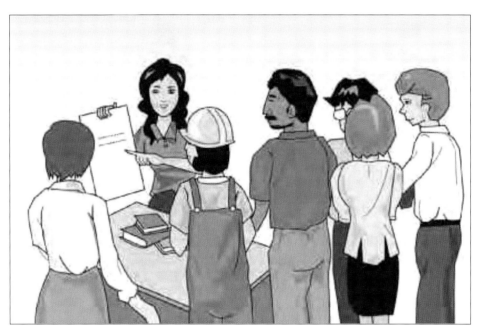

図2ａ　すべての管理監督者と労働者が、職場内の平等方針と差別的行動を禁ずる手続きについて周知しているようにします。

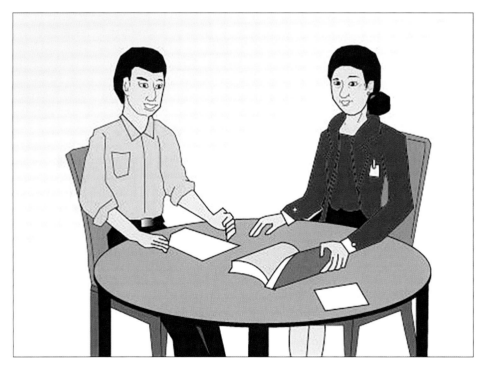

図2ｂ　労働者が不平等ないし不公正な扱いを受けたときに報告することができる担当者を定めます。どの事例も迅速に公正に処理されるように確保します。

チェックポイント３

管理者と労働者間と労働者どうしの間で業務をはなれた非公式の対話がすすむよう奨励します。

なぜ

管理監督者と労働者の間の協力は、例えば個人的な対話や共同活動などを通じての業務をはなれたひんぱんな話し合いによって促進されます。業務外の会合、パーティー、スポーツ行事、遠出の行事やその他の活動はこうした機会にあたり、それによって、個人間の関係と協力が良くなるだけでなく、職場におけるストレス予防についての業務をはなれた自由な情報交換が促進されます。

業務をはなれた情報交換は、労働と生活上の共通の問題点についての話し合いが行われていくことにより、お互いの理解をすすめます。このことにより、管理監督者と労働者間であれ、労働者どうしであれ、協力関係が育まれます。

同様に、業務外の活動を共同して計画したり遂行したりすることにより、親密な情報交換と連帯感が促進されます。共通の体験をすることにより、効果的な協力と職場ストレスに関係した対策の遂行が行われやすくなるでしょう。

どのように

１．管理監督者と労働者のあいだの業務を離れた話し合いを奨励します。管理監督者と労働者は、作業時間中や作業時間以外のさまざまな機会に自由に情報をやりとりすべきです。管理監督者の側は、気軽に話し合えて、労働者と良い関係を持ちたいと思っていることを明確に示すようにすべきです。

２．労働者間の業務をはなれた交流関係が親密になるように奨励します。非公式な話し合いや雑談が適当な機会に応じて行われるようにします。労働者は労働時間内も時間外も親密な相互の接触を自然に図ることができますから、そうしたインフォーマルの自由な関係をさまざまな会合や研修事業に一緒に参加するなかで一層深めることができます。

３．パーティーやスポーツ行事、旅行、コンペやその他の活動など、管理監督者と労働者がともに参加するか、または別々の労働者グループがともに参加する業務をはなれた集まりと行事が行われるよう支援

します。適切な場合は、こうした集まりや行事は、勤務時間内に行うこともできます。

４．さまざまな手段により業務をはなれた集まりや行事についての情報を広く知らせます。職場の方針の一部として業務外の自由な情報交換が奨励されることを明らかにします。

追加のヒント

－　必要に応じて、業務をはなれた集まりや行事を行うように積極的に取り組みます。

－　例えば業務上の会議後や、業務活動の合間などに、管理監督者と労働者間の仕事をはなれた自由な雑談の機会を設けます。

覚えておくポイント

業務時間内でも業務時間外でもさまざまな機会をとらえて、管理監督者と労働者間および労働者相互間の非公式の情報交換を奨励します。

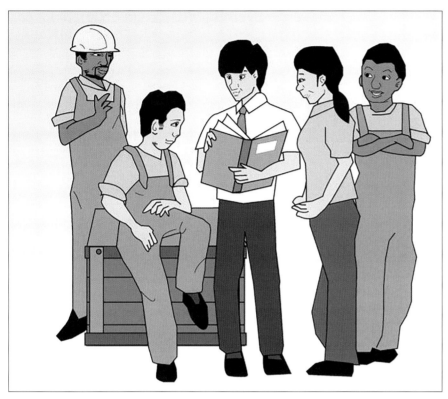

図3a　業務時間内でも、業務時間外でも、管理者と労働者間の業務をはなれた非公式
　　　 な話し合いを奨励します。

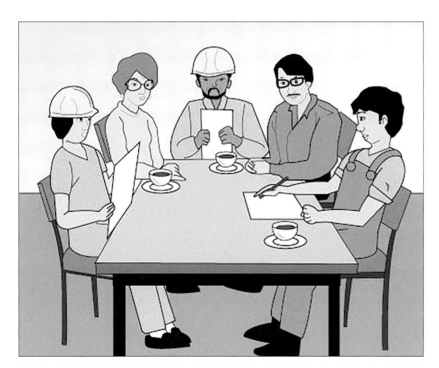

図3b　管理監督者と労働者間および労働者相互の間の非公式な集まりをさまざま
　　　 な形で開催するように支援します。

チェックポイント４

従業員の個人情報を厳重に管理し、保護します。

なぜ

個人に関する機密情報を取り扱うさいの個人情報の保護はきわめて重要です。個人情報、健康状態とストレス関連問題を取り扱う場合に機密保護がなければ、関連労働者の充実した生活と健康に重大な影響が及びます。個人情報保護の明確な方針が確立され、すべての人に尊重されていなければなりません。

個人情報の保護は、作業ストレスを予防するすべての活動にとって大切です。健康関連情報の機密を保護し、また職場でストレスの影響を受けている人、暴力・暴言や差別の被害者の機密情報を保護するにあたっては、最大の注意が払われなくてはなりません。

健康とストレス関連健康障害を取り扱うさいの機密保持は、個人情報保護についての職場の方針に十分な明確さがなければ不利な影響を受けてしまします。保健専門職でないスタッフが個人の機密に関連した情報をたまたま取り扱うことがしばしば起こりますが、それゆえに、人々の機密情報を取り扱う手順を確立しておくことが非常に重要です。

どのように

1．日常の事業活動において、健康とストレス関連事項について、個人の機密保護に関する明確な職場の方針を確立します。この方針は、職場のすべての人に周知されているべきです。

2．個人の業績に関する履歴や情報、健康状態とストレス関連問題を含めて、個人の機密情報を取り扱う手順を確立し、順守します。

3．健康状態とその他のストレス関連問題についての情報を含む報告書と個人ファイルに含まれる機密情報は、最大の注意をもって扱います。これらの情報を保護する対策をさまざまにとるべきです。個人の機密を厳密に保護できるようにする対策として、個人の健康やストレス問題を扱っている部門に相談するとよいでしょう。

4．個人情報、健康状態とストレス関連問題に関する電子データを扱う手順を確立し、順守するようにし

ます。これらの手順は、個人情報保護に関する職場の方針にそったものでなければならず、情報の偶発的な漏洩を防ぐ諸対策が含まれていなくてはなりません。

追加のヒント

－　職場における効果的な個人情報保護活動の事例から学びましょう。職場のストレス予防活動において、個人情報保護は極めて大切ですから、良好事例は、同様な状況における個人機密保護に役立ちます。

－　従業員支援プログラム（EAP）のような外部機関や外部プログラムと協力する場合には、共同活動をすすめるさいに関係する労働者の個人情報を保護する特別の注意を払うべきです。

覚えておくポイント

電子情報を含む個人機密情報を取り扱う手順を確立し、個人情報を保護できるように最大の注意を払います。

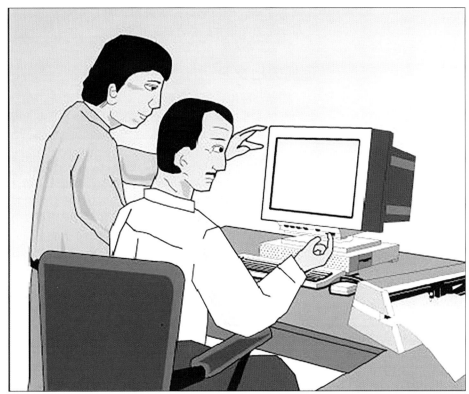

図4a　業績に関する個人履歴と情報、健康状態とストレス関連問題を含む個人機密データ
　　　　と情報を取り扱う手順を確立します。

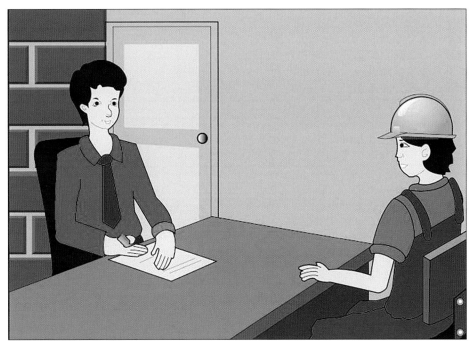

図4b　個人情報の機密性とその保護を確実にするために、個人情報および健康情報がどのよ
　　　　うに慎重に扱われるべきかを労働者に説明します。

チェックポイント5

職場の問題はそれが起こったときにすぐ対処します。

なぜ

職場ではさまざまな問題が生じます。そうした問題には、事業活動、人事管理問題、労働者の安全と健康が含まれ、また個人的な紛争やストレス関連の問題点も含まれます。こうした問題にすぐ対処することができる職場風土を確立することが大切です。

これらの問題のいくつかは、一部の労働者にはストレッサーとして作用することがあり、またストレス予防活動に影響を及ぼすことがあります。そうした問題をできるだけ早期に解決し、それらの労働者に影響を及ぼすストレスを緩和するように注意を払うべきです。

管理監督者と労働者間の密接な協力が、このような職場の諸問題に対処するために通常必要とされます。関係する人々の協力のもとに問題を解決する迅速で適切な努力が、良い職場風土にとって必要であり、職場ストレスの予防に役立ちます。

どのように

1．最近の職場における問題を調べて、そうした問題が適切で迅速に対処されたかどうかを確かめます。そうした経緯は、ポジティブな経験として役立つこともあり、また欠点を示すこともあります。最近の経験からそのような教訓を引きだすことができるか、討議します。

2．職場の問題が起こったときに直ちに取り組むことが通常の活動であるようにします。

3．ひとりまたは何人かの労働者にストレッサーとして作用するような問題が生じたときには、その問題に迅速に対処し、同時に影響を受けた労働者を支援します。

4．そうした問題の解決に専門的な助言が必要な場合には、経験ある専門家ないしは外部支援機関から助言と援助を受けるようにします。

5．担当の管理監督者や関係労働者またはその労働者代表、産業安全保健担当者などのキーパーソンと一緒にその問題を解決するための実施可能な方策を討議します。すべての関係者から得られたフィードバックを考慮する必要があります。

追加のヒント

－ 問題が職場に起こった時にすぐ報告してその解決に参加するべきことを労働者が知っていることを確かめます。

－ 何かの問題を解決する際の障壁は、多くの場合にいくつもの要因の組み合わせによるものです。解決には、同時にいくつかのアクションを組み合わせて計画することが必要となります。単一の解決策よりも一連の解決策をとることが重要となります。

－ 当の問題にかかわりのある人々の個人機密について適切に配慮し、個人情報保護のための確立された手順にしたがって個人データとその他の機密情報を取り扱います。

覚えておくポイント

職場に問題が起こった時に迅速にその問題に対処する際、職場ストレスに効果的に対処できる職場風土を育成していきます。

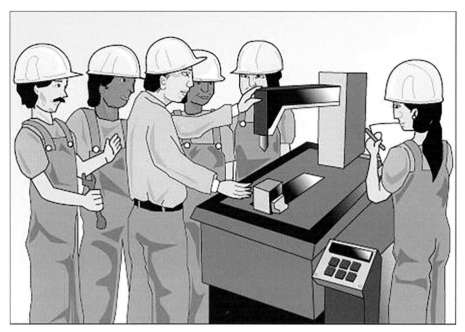

図5b　安全、作業遂行や職場ストレスを含む職場の諸問題が起こったさいに、そうした問題にすぐ対処することを通常の取り組みにしておきます。

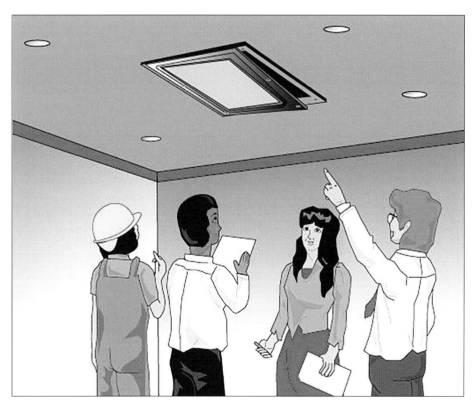

図5b　担当の管理監督者、関係労働者とその労働者代表、産業安全保健担当者のようなキーパーソンと問題解決に役立つ方策を討議します。

第 2 章
仕事の要求

　仕事の要求は、労働者の間でバランスの取れた方法で割り当てられる必要があります。 職場におけるストレスを防ぐためには、特定の労働者に影響を与える仕事の過度の要求を避けなければなりません。間に合わせるのが難しい締め切りのために過度に時間プレッシャーがかかるのを防ぐ必要があります。優れた実績と、健康で充実した生活は、チーム内の個々の労働者に合わせて調整された作業負荷に依存します。このためには、管理監督者と労働者の緊密な協力が必要です。この領域で行うことのできる実際的な対策には、次が含まれます。

－　総作業負荷を調整する

－　労働者一人あたりの過度の要求を防止する

－　達成可能な締め切り期限を計画する

－　職務内容と責任分担を明確に定める

－　労働者の能力が十分活用されないことを避ける

チェックポイント6

労働者数と能力を考慮して全体の作業負荷を調整します。

なぜ

良い職務実績と健康で充実した生活は、チーム内の個々の労働者に調整された作業負荷に依存します。良い管理監督者は、自職場の労働者が行っている仕事の種類と要求を知っています。

負荷が過大な労働者は、疲労、集中力の低下、圧倒されている感覚、ストレスを感じます。

作業負荷は、単に作業量や身体的な要求だけではないことに注意します。作業負荷は、集中、看視、作業課題の重複、人間関係などの定性的な点にも関係します。

過度の作業負荷とは、過負荷になること、仕事を遂行する十分な時間がないこと、あまりにも速く働かなければならないことなどの場合です。例えば、作業の質を無視したり、回復する機会がなかったりすることです。

作業負荷の現実的な調整により、良好な職務パフォーマンスが維持され、顧客満足度が向上します。

どのように

1．変更が必要で実施可能かどうかを知るために、観察および労働者との討議を通して、個人の作業負荷、チームの作業負荷を評価します。

2．締め切り期限内に作業が困難なく、品質の標準に合って達成できるようになっているべきです。労働者が過負荷にならないように労働者一人あたりの作業量を調整します。個人差を考慮し、それに応じて作業負荷を調整します。

3．必要なとき、必要な場所に労働者を追加します。

4．制御操作、報告書の作成、記入用紙への記入、登録作業などのうち不要な作業を減らします。これらの活動は、労働者の集中度に大きな影響を与えます。労働者に作業工具の正しい使い方について指示します。工具が損傷したり摩滅したりしたときに、修理

ないし交換をすぐ依頼するようにします。

5．労働者の集中度を妨げて生産を中断させたり、目的に合ったサービスを妨げたりする非能率的な作業中断を減らします。

6．作業プロセスを変更して、必要な作業を容易に完了できるようにします。たとえば、作業課題の配分を見直したり、革新的なアプローチや技術を用いたりします。

追加のヒント

- 労働者の能力が十分に活用できるよう労働条件や作業組織を改善します。

- 労働者が能力と技能を向上するように訓練します。

- 適切な期限内に作業負荷がより良く配分されるように、適切な締め切り期限を設定します。

- 上司と労働者のあいだで作業負荷について定期的に話し合うよう奨励します。

- 現在と将来の作業負荷のレベルを計画し、見直し、調整して、職務実績を向上させ、健康な労働力を維持できるようにします

覚えておくポイント

個々の労働者の作業負荷を調整します。作業負荷が適切であれば、労働者の職務実績と健康を向上させることに役立ちます。

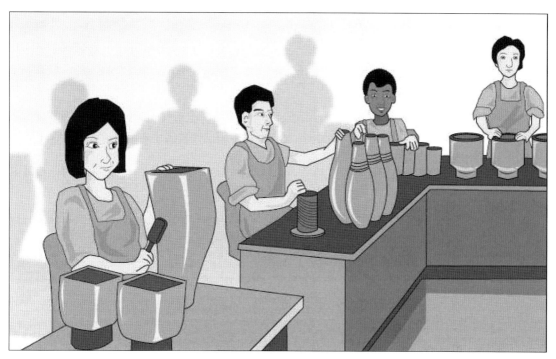

図6a どの労働者も過大負荷にならないように労働者一人あたりの作業量を調整します。人間工学的な観点からワークステーションと作業の流れを改善します。

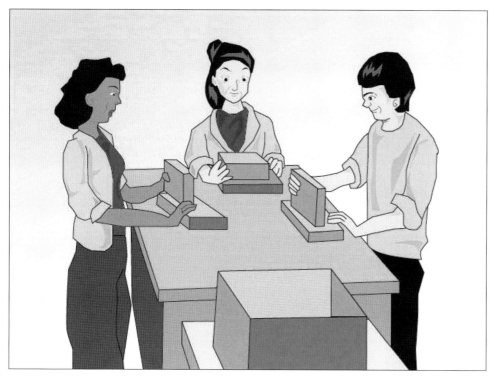

図6b 良いチームワークで作業負荷を共有できるように、労働者グループ単位で作業を割り当てます。

チェックポイント7

労働者への過度の要求を防ぐために作業割り当てを再調整します。

なぜ

労働者が同じ仕事量を分担し合っていない場合（一部に過負荷がかかっていて他の人の負荷が十分でない場合）、仕事のバランスよい配分が行われていない問題が生じています。

仕事の配分が不平等で不公平な場合、最良の労働者を疲弊させたり、他の労働者を十分活用していなかったりするリスクがあります。生産性は低下するかもしれません。

作業負荷の良い配分は、生産性と労働者の健康で充実した生活にプラスの影響を与えます。

仕事が平等で公正に配分されていれば、労働者は、良い仕事をするようにいっそう動機づけられます。

どのように

1．行われている作業を観察し、作業が平等で公平に行われているかどうかを判断します。もしいずれかの労働者が過負荷になっていたり、あまりにも困難な作業を行っていた場合は、解決策を見つけます。

2．一部の労働者が簡単すぎる仕事についていたり、やりがいの感じられない仕事についていたりすることがあることを考慮に入れます。

3．個々の労働者の能力差を配慮して、労働者が公平な仕事量を確保できるように、職務の割り当てを改めます。

4．困難な仕事や、特別の努力を必要とする仕事は、労働者間で交代して受け持つようにします。

5．過大な負荷のある労働者の作業方法や設備を改善して作業負荷を減らすようにします。

6．作業の割り当てを再設計するときには、そのグループ討議に労働者を関与させます。効率的で長続きする解決策を見つけるのに良い方法だからです。

追加のヒント

－　労働者は能力と健康状態が異なる個人であることを忘れないようにします。そのため、仕事が平等でなく、また公平に配分されていない場合がありうることも理解しておきます。

－　労働者の健康問題に関する機密は保持します。

－　妊婦の過負荷を避けることによって、胎児の健康を保護します。

－　バランスのとれた仕事の割り当ては、労働者の技能と職務実績を改善し、向上させる良い方法です。

覚えておくポイント

仕事の適正な配分は経営慣行の中に組み込まれているべきです。それによって、労働者の健康で充実した生活と生産性が促進されるからです。

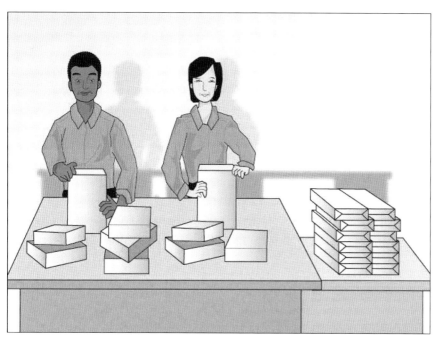

図 7 a　行われている仕事を観察し、困難な仕事をどう分担し合うかを労働者と話し
　　　　合い、特定の人に過度の負荷がかからないようにします。

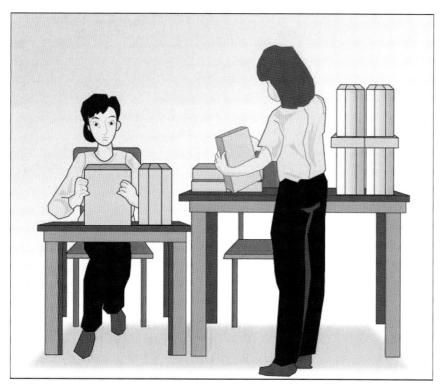

図 7 b　困難な作業、面白くない作業の改善に労働者が参加できるようにして、作業
　　　　の割り当てや労働者のローテーション、効果的な作業計画の立案が容易にで
　　　　きるようにします。

チェックポイント 8

作業を慎重に計画し、達成可能な締め切り期限や作業ペースに合意するようにします。

なぜ

作業負荷は期限と作業ペースに依存します。締め切り期限は、労働の強度、生産の質、労働者の健康で充実した生活に影響を与えます。

短い期限のもとで頻繁に働くことは、職務ストレスによる作業関連健康障害をおこすことがあると知られています。

時間プレッシャー、エラー、イライラ感を避けるために、現実的な締め切り期限を設定することが必要です。

締め切り期限を変更したり、作業要求に合わせて人員、資材を調整したりすることができます。

労働者は、職務を行うのに必要な時間と作業過程にある制約を評価する専門知識を持っているため、締め切り期限の設定時に労働者に相談すべきです。

どのように

1. 利用可能な人材・資材と作業能力を考慮して、常に顧客、管理監督者、労働者と締め切り期限について協議して計画を立てます。

2. 短すぎる期限が設定されるのを避けるため、定期的に作業スケジュールを計画します。

3. ペースの速い作業や顧客サービスの各単位作業の前後に、ゆとり時間を挿入します。

4. 締め切り期限と早い作業ペースによりよく対処できるよう、管理監督者と労働者を訓練します。

5. 締め切り期限について協議するときは、労働条件、技術資源、ありうる変更、労働者の特別なニーズを考慮に入れます。

追加のヒント

− 現実的な期限を設定していることが、組織の業績を示す良い指標の1つになります。締め切り期限に

間に合うかどうかが疑わしいときは、グループ討議を行って、管理監督者と労働者の意見を反映させます。

− 非現実的な締め切り期限は、取り組む意欲と動機づけを低下させます。

− 現実的な期限を守るために必要な人材・資源を提供します。

覚えておくポイント

現実的な締め切り期限を管理し計画することは、労働者の健康で充実した生活と生産性の向上に役立ちます。

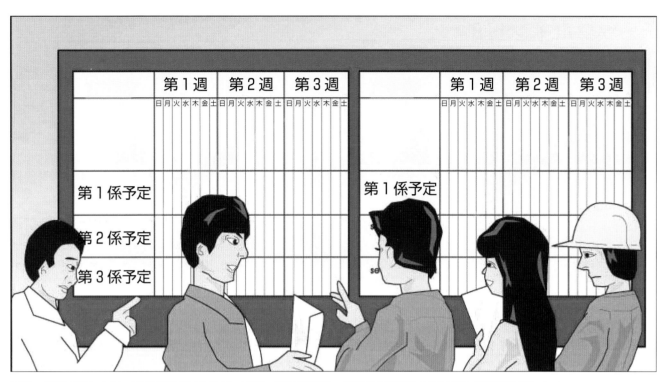

図 8　利用可能な人材・資材を考慮に入れて、顧客、管理監督者、労働者と定期的に締め切り期限を計画します。

チェックポイント9

　職務課題と責任が明確に定義されていることを確かめます。

なぜ

　労働者の職務課題が明確に定義されておらず、責任が明確でない場合、生産性が最適となるレベルを定めたり、それ以上は過負荷になるという限度を決めたりすることが困難になります。その結果、作業組織はしばしば行き当たりばったりで行われるために効果が弱まってしまいます。

　明確に定義された職務課題は、労働者の生産性を高め、作業チーム内の協力組織を改善します。

　各労働者の責任が明確である場合は、労働者にとっては仕事がより合理的であると理解され、品質の低い結果が出るリスクが少なくなります。

　責任と職務課題が明確に定義されていることによるもう１つの利点は、労働者と管理監督者間の関係を改善することです。

　職務課題と責任が明確に定義されていることが、エラー、事故、労働災害を避けるために欠かせない管理のすすめ方になります。

どのように

1. 仕事内容の良い記述には、明確に定義された職務課題、責任、必要な努力、達成すべき目標が含まれていなければなりません。また、その記述には、直属の管理監督者、その労働者に与えられる支援、労働条件（勤務スケジュール、出張など）が特定されている必要があります。

2. 仕事の記述を作成するさいには、職務課題の競合（例えば、品質と数量の関係など）に特に注意を払う必要があります。

3. 仕事の良い記述には、身体面だけでなく、労働者のストレスを増大させる可能性のあるリスクも特定されていなければなりません。

4. 職務課題と責任の明確な記述により、その職務に適合した人が動機づけられるようになります。それ

により、必要な技能や能力をもたないで職務につく人が出てくる事態を避けることができます。

追加のヒント

- 職務課題と責任の記述は、定期的に、また労働条件が変化したときに見直されるべきです。

- 仕事の実際の諸要求に効果的により良く対応するためには、労働者の訓練内容は、その特定の職務課題と責任の具体的な記述に従って調整されているべきです。

- 仕事の良い記述が行われていれば、その作業チームの他のメンバーが何をするかについての情報も提供され、したがってチーム作業をやりやすくします。

- 仕事の良い記述は、災害や傷害が発生したときの労働者の責任範囲を決定するのに役立ちます。これはその労働者の補償と充実した生活に重大な影響を与えます。

- 仕事内容を特定した記述は重要ですが、作業方法や作業組織の変更を可能にする柔軟性も組み込まれている必要があります。

覚えておくポイント

　職務課題と責任の明確な記述があれば、労働者間と作業チーム内の作業負荷の配分を改善することができます。

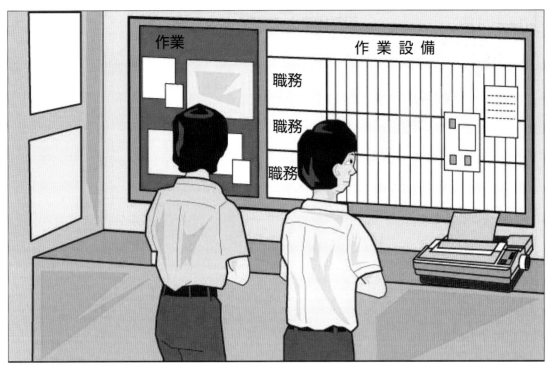

図9a　職務課題と責任が明確に定められていれば、やる気のある作業と良質の結果につながります。

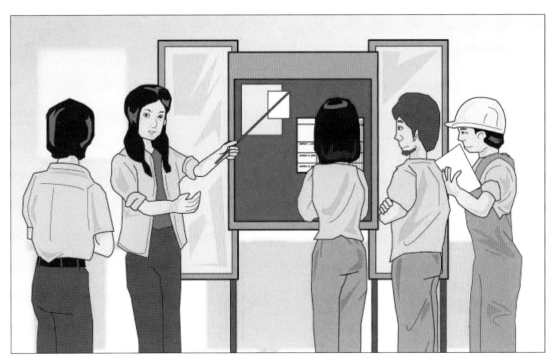

図9b　仕事についての分かりやすい説明は、作業チームの他のメンバーが何をするかについての知識を提供し、したがって、チームの目標とチームワークの理解を高めます。この知識は、チームが作業組織の突然の変更に対応するのに役立ちます。

チェックポイント10

　職場における注意力を維持するために、異なった作業を交代して行えるようにします。

なぜ

　一部の仕事は労働者の能力を十分に活用していなかったり、また非常に簡単であったりします（例えば、制御室、建物の監視など）。仕事によって十分に取り組まなくてよいことになると、そのような職務についている人の心理的苦痛と退屈感をもたらすことがありえます。

　生産的な勤務日は労働者の健康に良い影響を与えます。労働者がほとんど刺激されない勤務日は、労働者の就労意欲を失わせ、仕事に興味を失うことになります。

　労働者が自分の仕事に忙しいときは、会社の業績に貢献しているという印象をもつようになります。職場における関心と注意力を維持するのに役立つ有意義な職務課題が労働者に割り当てられていることを確かめておくと有用です。

どのように

1．労働者と協力して、個人に大きな刺激を与え、退屈や集中力低下を防ぐ職務課題を特定します。

2．単一の反復課題に限るのではなく、さまざまな課題を含む職務を設けるようにします。

3．各労働者が行う職務課題は、それぞれの労働者に自律性をもたせるだけで充実したものにすることができます。

追加のヒント

－　労働者には、単により多くの反復課題が与えられるのではなく、意味のある付加課題が与えられるようにするべきです。

－　有意義な職務課題が割り当てられるように、単純すぎる反復または単調な課題を避けることについて、労働者と話し合います。作業チームのメンバーを巻き込んでこうした課題を回避したり、または改善したりする方法を検討します。

覚えておくポイント

　労働者の技能を十分に活用していないことがストレスの原因ともなります。個々の労働者に意味のある職務課題を提供します。

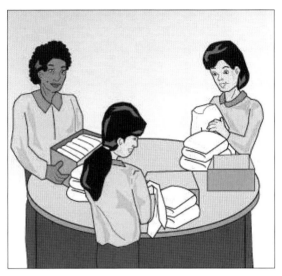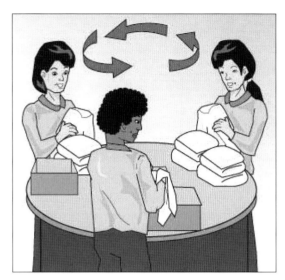

図10a　チームメンバー間で職務のローテーションを容易に行えるようにするために、有意義な職務課題を各作業
　　　　チームに割り当てます。

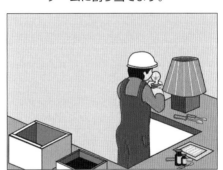

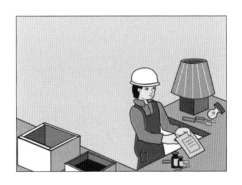

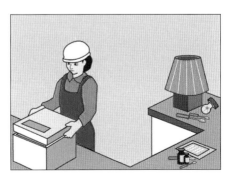

図10b　単一の反復課題ではなく、ひとりひとりの労働者がさまざまな課題を達成す
　　　　るように作業編成を行います。

第3章
職務の裁量度

　労働者がどのように自分の仕事を行うかについて自分で裁量できる場合、楽しんで仕事し、生産性を高めることができます。労働者が自分の仕事のすすめ方について意思決定できるようにすることは、職場におけるストレス予防にとって重要なことです。労働者が作業ペースや作業方法に影響を及ぼすことができない場合、その作業はより多くのストレスをあたえるものになります。労働者の自由度と自分の仕事についての裁量度を増やすことは、動機づけと仕事の質を高め、職場におけるストレスを軽減するのに役立ちます。効果的な対策として以下が含まれます。

- 　自分たちの作業組織に関わる意思決定に労働者が関われるようにする

- 　自分たちの仕事についての自由度と裁量度を増やす

- 　新しい技能と知識が向上するように作業を組織する

- 　作業改善に労働者が参加するよう奨励する

- 　職場の問題点を討議するための定期的な会議を開催する

　いつ、どのように作業するかを決定できる労働者は、自分の技能と経験をよりよく活用することができ、より生産的です。このように、仕事の裁量度を増やすことにより、より効果的な作業編成ができるようになります。

チェックポイント11

労働者が自分たちの作業組織について意思決定できるようにします。

なぜ

労働者が、仕事のやり方について裁量できるようにすれば、よりよく仕事を楽しめ、より生産的になります。

労働者は作業過程について他の人より知識があるでしょうから、その改善のための労働者提案はより効果的な作業組織と高い生産性をもたらすことがあります。

労働者が自分たちの作業組織についての意思決定過程に関与するようになると、労働者の自尊心も向上するでしょう。

どのように

1. 労働者が作業組織について提案したり、その変更に影響を与えたりできることを確認します。

2. 作業組織がどのように設定され、どのように改善することができるかを調べます。次に、作業組織を継続的に改善することに労働者がより積極的に関与する方法についてグループ討議を行います。

3. 可能な時期や可能な場所では、労働者が以下を決定できるようにします：

　・仕事の行われ方

　・作業スケジュール

　・だれと一緒に働くか

　・可能な場合に小グループに分かれて働くことができるかどうか

　・工具、設備、家具などの選択

4. 短時間の提案会議や小グループ討議を組織することによって、労働者が自分たちの作業組織の改善に関するアイデアを提示するよう奨励します。

5. 作業組織に行われたすべての変更についての記録を保存し、その記録を定期的に評価します。

6. 行われた提案と意見、そして提案の実施結果をすべての労働者に知らせます。こうすることによって労働者の参加をいっそう促すことができるでしょう。

追加のヒント

－　意思決定の過程に労働者が参加できるようにします。

－　作業組織と労働条件・労働環境に関する意思決定に労働者が参加する機会を設けることにより、労働者がさまざまな職務につき、異なった経験を学ぶことができるようにします。

－　作業組織と労働環境を変更するさいに配慮されるさまざまな対策について労働者と話し合います。

－　労働者が意思決定の過程に参加するのに役立つ情報と訓練を提供します。

覚えておくポイント

労働条件と作業組織についての意思決定過程に労働者が関与できるようにすることは、労働者の自尊心を高め、同時に、幅広い支持に基づく意思決定が行われるようになるでしょう。

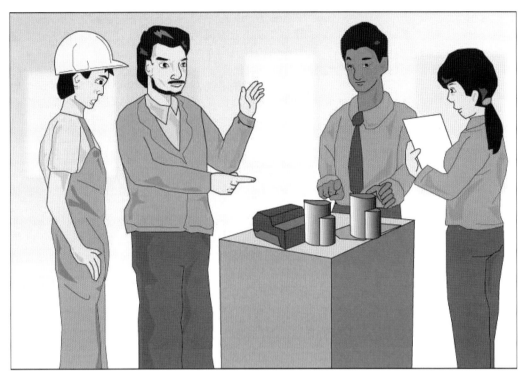

図11a　良い事例から学んで、作業組織を調べ、改善していくことに労働者と管理監督者が参加できる
　　　　ようにします。

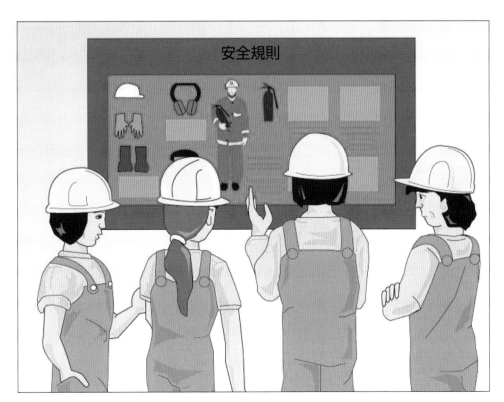

図11b　小グループ討議を組織することによって、作業組織の改善に関するアイデアを労働者が
　　　　提示するよう奨励します。

チェックポイント12

労働者が仕事を行う方法についての労働者の自由度と裁量度を改善します。

なぜ

労働者が、どのように、いつ作業を行うか（例えば、作業方法や作業ペースに関連して）決めることができる場合には、自分たちの技能と経験を積極的に生かして、仕事に高い動機づけをもつようになります。職場ストレスを予防するには、作業の自由度と裁量度を高めることが重要です。

経験を通して、労働者は自分の仕事の質を維持し、間違いを避ける方法をよく知っています。労働者が割り当てられた職務課題をこなす自分たちのやり方を行うことができる場合には、特にそうです。労働者は自分の作業状況に影響を及ぼし、裁量していくことができるなら、仕事を楽しんで、ストレスをあまり感じることはありません。

仕事はしばしば作業チームによって行われます。チームメンバーが、異なる課題を割り当てて完了するときに共同で決定できる場合には、協力し合って作業し、良い結果を生み出すことができます。その場合は、各労働者が機械のペースに従って非常に短い期限内に細分化された課題を繰り返さなければならない状況に比べてはるかにストレスが少ないものです。

どのように

1．各労働者または各サブグループがどのように、どういう順序で、また、どの時点でそれぞれの課題を実行するかを決定できるように、労働者チームで行う作業課題を計画します。これは、定められた作業ペースで行う必要のある細分化された課題を各労働者またはサブグループに割り当てるよりも、ずっと優れています。

2．作業グループまたは作業チーム全体の短時間の会合を開き、個々の作業割り当てと作業スケジュールを共同で計画します。この会合は、毎日作業開始時に、あるいは週、月、またはきめられた期間内で定期的に開催することができます。

3．作業グループまたは作業チーム内の労働者が工具、設備、家具と作業方法の選択に影響を及ぼすことが

できるようにします。グループ討議は、こうした影響が及ぶことを確実にし、実行可能な意思決定に達するのに役立ちます。

4．個々の労働者または労働者のサブグループが作業ペースと作業の実行について自分たちの裁量で決められるように、作業過程を再調整します。

5．どのように作業を行うかを決定する責任を各チームに割り当てることによって、自律的な作業チームを形成します。

6．労働者に、グループ、部署、またはチーム内の作業のやり方についてのアイデアを提案するように促します。提案されたアイデアやその他の実行可能な選択肢を考慮して、作業方法を再調整するグループ討議を行います。

追加のヒント

－　行われた変更とその肯定的な結果についての情報を含め、自律的な作業チームの良い例を収集します。これらの例を掲示板、ニュースレター、リーフレット、電子メールによって周知させます。

－　労働者の参加により、作業方法について自由度と裁量度がある作業チームの実績を評価します。

－　作業が行われる方法と自律的な手順について、個々の労働者や作業チームのイニシアチブにたいする感謝を表明します。

－　労働者が、自分の作業課題と自律的な作業方法に関する知識と技能を向上させるための学習機会を提供します。

覚えておくポイント

労働者は、自分たちの作業の実施方法や作業結果の質に影響を与えることができるようになっているべきです。仕事についての自由度と裁量度が大きければ、動機づけと作業の質が向上し、職場におけるストレスが軽減されます。

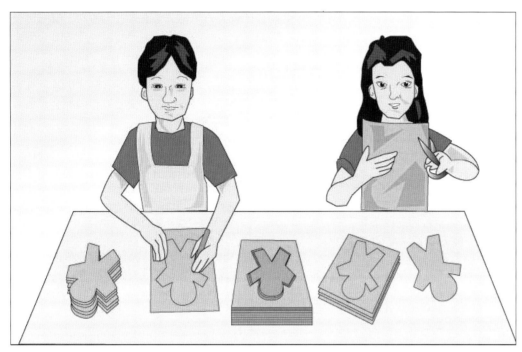

図12a　それぞれの作業グループの作業課題を、どのようにどのような順序で、いつ実行するかを各労働者またはサブグループが決定できるようにします。

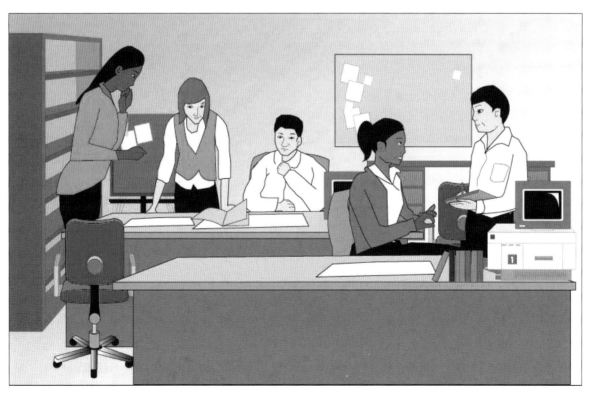

図12b　各チームにどのように作業を行うかを決める責任を各チームに割り当てることによって、自律的な作業チームを形成します。

チェックポイント13

新しい職務遂行能力、技能、知識が向上するように作業を組織します。

なぜ

活動的で、複数の作業を遂行できる労働者は、生産性がより高く、他の労働者を支援する立場にたつことができます。

新しい知識と技能を学ぶ機会を提供することにより、労働者は刺激を受け、意思決定の能力が向上するでしょう。

新しい職務遂行能力、技能、知識によって、労働者は異なる職種に交代して従事することができ、欠勤する労働者の代わりに一時的に作業することができます。

こうした能力開発活動への参加により、労働者間の社会的支援が促進されます。

どのように

1．労働者が労働時間内に、事業者によって資金提供され、職務に関連した訓練と教育の機会をもてるように、業務を計画します。

2．オン・ザ・ジョブ訓練（OJT）や外部訓練を通じて、新しい職務遂行能力、技能、知識を学ぶ機会を労働者に提供します。

3．労働者たちと話し合う機会をもち、労働環境と生産性を向上させるために、どのような職務遂行能力、知識、技能を学ぶことができるかを尋ねます。

4．労働者が訓練や学習の機会に接した場合、新しく学んだ知識や技能を労働者が活用できるように、仕事を交換したり仕事を分かち合ったりするなどして、作業を再組織します。

追加のヒント

－　短い作業関連の訓練モジュールを就労日に実施できるようにして開発することにより、職場を離れることなく新しい知識や技能を向上させることができます。

－　労働者は成人の学習者であることから、訓練の機会が参加型で日常の職務に関連していることを確かめます。

－　現実的な目標が確立され、満たされていることを確認するために、どういう訓練と教育の機会があるかを定期的に評価します。

－　継続教育を事業場内で組織することができない場合は、外部研修機関が提供する研修機会を利用することを検討します。

覚えておくポイント

新しい知識、職務遂行能力、技能をもつ労働者は、より効率的で生産的であるだけでなく、グループ活動や職場での相互交流による訓練にいっそう貢献するようになります。

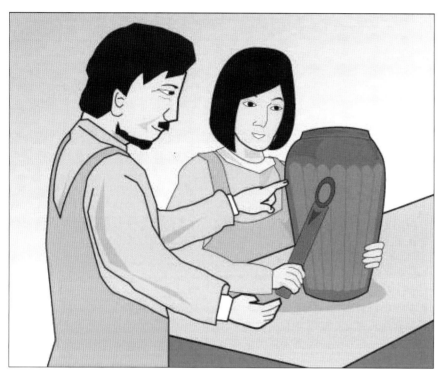

図13a　職務についての訓練を通じて新しい職務遂行能力、技能、知識を習得する機会を労働者に提供します。

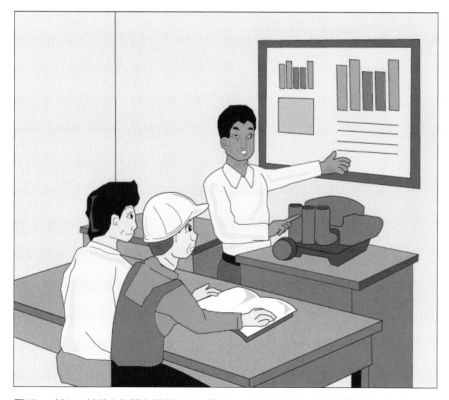

図13b　新しい技能と知識を学ぶために役立つ、見てすぐわかる事例を用います。

チェックポイント14

労働条件と生産性の改善に労働者が参加するように奨励します。

なぜ

労働者にとって仕事の要求が多大で、仕事に対する裁量度が制限されているか、裁量の余地がない場合、ストレスが増大する可能性が高まります。

労働者は、意思決定過程に参加することができるなら、より多く裁量できると感じることができます。

労働者は、ほとんどの場合、自分のワークステーションと仕事について最も知識のある人です。労働条件の変化を計画し実行することにより、そうでなければ達成できないかもしれない生産性の向上がもたらされます。

どのように

1．労働者が自分の作業ペースと職務課題の遂行について自分の裁量で決められるように作業のすすめ方を編成し直します。

2．業務の設計と計画にどの程度労働者が関与しているかを判断します。作業方法、作業ペース、一時休止などの作業組織の問題に労働者がより積極的に関与する方法について討議を行います。

3．可能であれば、事業者と協議の上、労働者に以下のことを許可します。

・仕事の割り当てと作業スケジュールを共同で計画する

・仕事の方法、速度、サイクルと作業順序について決定する

・作業を行う場所を決定する

4．小グループでの討議を通して、労働者が工具、設備、家具の選択に影響を与えることができるようにします。

5．労働者と管理者が労働環境と生産性とについて改善する手段について共同で話し合うことができるよ

うにする手順を確立します。

追加のヒント

－ 労働者に作業プロセス、労働条件および生産性に対する責任を負うよう促します。

－ 労働者が職務割り当て、作業ペース、個々の作業の優先順位付けと作業順序決定などの業務特性について裁量できるようにします。

－ 労働者に作業手順についての新しい取り組みを報告するよう奨励し、また、こうした問題の解決を自分たちで考えるように支援します。

覚えておくポイント

職場におけるストレスを軽減するための鍵は、労働者が自分たちの仕事や労働環境についてより多く裁量できるようにすることです。

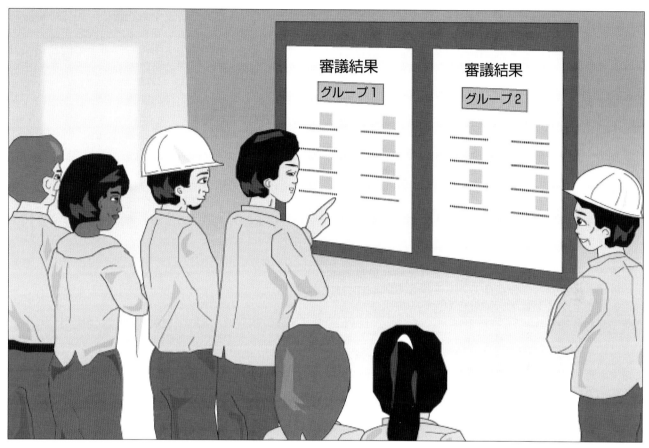

図14　作業方法、作業ペース、スケジュールなどの日々の作業の設計と計画に関するグループ討議を組織します。

チェックポイント15

職場の問題と解決策について話し合うために定期的な会議を開催します。

なぜ

労働者は職場の問題の解決に多くの積極的な意見を述べることができ、これらの解決策の実際的な適用に重要な役割を果たすことができます。

労働者が提案する解決策は、低コストで実用的で容易に実行できる傾向があります。

作業チームの会合があらかじめ設定されている場合には、労働者は自分たちの裁量で多くを決められると感じ、そのことがストレスを減らし生産性を向上させる可能性があります。

労働者は、遂行する職務や課題に必要な時間と資源を熟知する専門知識をもっています。制約や問題がある場合に、労働者は現実的な解決策を提供するユニークな立場にあります。

どのように

1. 仕事に関連する問題を把握し、解決策を提案することができるように、定期的な労働者の会議を開催します。

2. 労働者と管理監督者に職場の問題に対する解決法を提案するよう求める、小さな検討グループを設けます。

3. この検討グループには、問題を解決するための情報や技術的助言が必要な場合があります。必要な適切な支援、情報、技術的助言を提供します。

4. 検討グループが検討作業を完了したら、その解決策について、検討に関与したすべての労働者、管理者、管理監督者から意見を求めるようにします。

追加のヒント

− 特定の問題に取り組むために労働者と管理監督者のグループを組織すると、生産的であり、異なった視点から問題に取り組むことができるようになります。

− 自分たちの仕事に関連する問題についての検討グループに参加することができると労働者が知っている場合には、労働者はすすんで作業上の問題を報告し、解決策を見つけることに努めるようになります。

− 検討グループは、同様の問題を解決した他の人々から助言を求めるように心がけるべきです。

覚えておくポイント

職場の問題の解決に労働者を関与させることは、問題点について迅速に低コストで効果的な解決策を見出すことに貢献し、同時に労働者の参加を促すことになります。

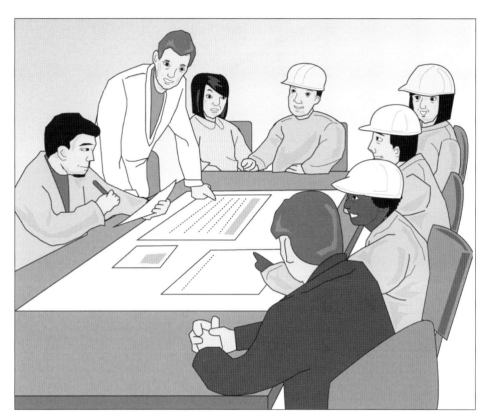

図15a　労働者と管理監督者に職場の問題に対する解決策を提案できるよう、小規模な検討グ
　　　　ループを組織します。

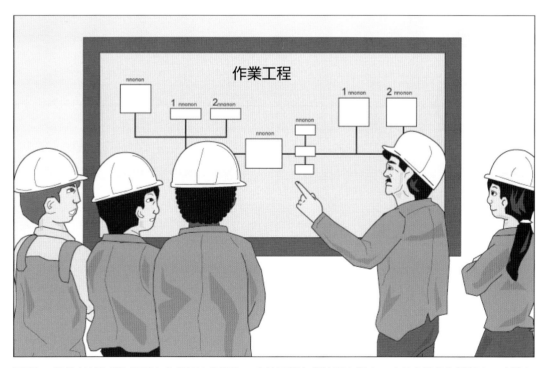

図15b　労働者が作業に関連した問題を把握し、実施可能な解決策を提案できる定期的な職場内の会議を
　　　　開催します。

第4章
社会的支援

　職場におけるストレスを予防するには、幅広い社会的支援が欠かせません。職場ストレッサーの影響を減らすには、組織的な社会的支援と非公式な社会的支援の両方を考慮に入れるべきです。事業者、管理監督者、同僚が提供する社会的支援は、労働者が職場のストレスに対処するのに役立ちます。社会的支援はストレス対処スキルを向上させます。職場内で社会的支援を強化するためのさまざまな手段があります。とりわけ、以下の種類の支援は特に有用です。

- 事業者と労働者の間の関係を密にする

- 労働者間相互に支援する

- 援助のために外部資源を利用する

- 社会的活動を組織する

- 必要なときに直接に援助を提供する

　こうした対策により、職場において実際的でタイムリーな社会的支援を提供することができます。

チェックポイント16

労働者と管理監督者が互いに支援を受けられるように、密接な事業者・労働者関係を確立します。

なぜ

良好な事業者・労働者関係に基づく社会的支援は、職場におけるストレスの軽減に大きく貢献します。それは、労働者と事業者の間の密接な関係がストレスの不利な影響を軽減するのに役立つからです。

良好な事業者・労働者関係に基づく管理監督者からの支援は、職場ストレスに労働者が対処する能力を高めることができます。職場ストレスの影響を受ける労働者は、さまざまな手段でそれに対応しなければならず、そうした対応策は管理監督者や同僚が提供する支援によってしばしば促進されます。

職場の問題を解決するさいに管理監督者と労働者双方の積極的な参加によってできる支え合いの雰囲気は、職場ストレスを軽減するための職場の取り組みを促進します。

どのように

1．労働条件の改善と職場トレスの軽減のために事業者が積極的に労働者に支援を提供するよう取り組んでいることをすべての労働者に明らかにします。

2．職場の問題についての労働者の意見と苦情を注意深く聞き、それらの問題を解決するために必要な対策をとるように努めます。

3．職場の問題を特定し、解決するために管理監督者と協力するように労働者に働きかけます。労働者は、多くの場合、こうした問題の背景と実施可能な解決策を知っており、管理監督者が必要な変更を行うのを助けることができます。

4．重要な職場問題をどう解決するかについて、また労働条件に関する労働者の苦情にどう対処するかについて、労働者と率直に話し合います。これらの問題と苦情に継続して対処していくよう積極的な対策を講じます。

5．管理監督者が労働者や作業チームに提供する直接的および間接的な支援を妨げるような職場内の障壁を取り除きます。例えば、管理監督者が職場の問題を労働者とすすんで話し合ったり、労働者と定期的に会合をもったりすることを全員に分かるように公表します。

6．管理監督者が労働者に提供した支援の良い例、または労働者が管理者に与えた支援の良い例を記録しておき、これらの良い例を公表します。

追加のヒント

－ 事業者と労働者の協力を促します。これは、相互の支援のための対策を奨励する職場の方針をみんなにわかるように公表することによって促進されます。

－ 職場の問題についての重要な意思決定過程に労働者が積極的に関与できるようにします。職場の問題を解決するさいに、労働者の支援を得るようにします。

－ チーム内で働くさまざまな関係者と活動スタイルに注意を払います。良好な事業者・労働者関係を妨げる障壁を取り除きます。

－ 管理監督者にみられる自由放任式の態度とそれに伴う職場問題の不適切な管理は、管理監督者と労働者の間の相互支援を大きく妨げることを忘れないようにします。

－ 相互支援と協力について、管理監督者と労働者に訓練の機会を提供します。

覚えておくポイント

良好な事業者・労働者関係は、職場の問題を解決し、職場ストレスを軽減するための相互支援を促進します。正式な手段と非公式の手段の両方を通じて、支援し合う雰囲気を奨励します。

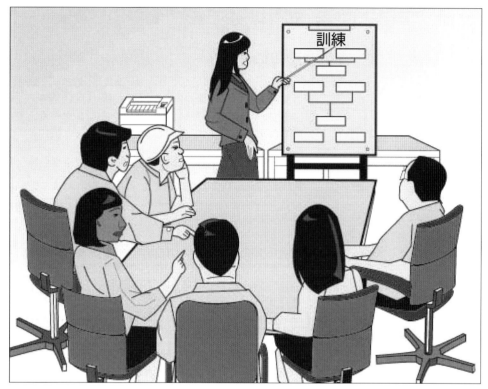

図16a　すべての労働者にたいして、事業者が労働条件の改善と職場ストレスの軽減について労働者を積極的に支援することに取り組んでいることを明確にします。

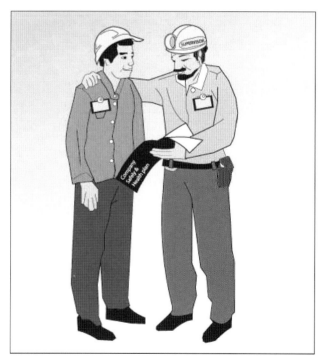

図16b　職場の問題についての個々の労働者の意見と苦情を慎重に聞き、問題を解決するためにすぐに対策を講じます。

チェックポイント17

労働者間の相互支援と知識および経験の共有を促進します。

なぜ

労働者間の積極的な協力は、仲間意識の強化と職場ストレス軽減のための対策の有効性の向上とに役立ちます。

チーム内の労働者は、異なった背景と人格を持っています。お互いを助け、同僚の意見を聞くことによって、労働者は仕事のストレスによりよく協力し、効果的に対処する方法を学びます。

労働者はしばしば孤立していると感じており、個人的な問題を解決することが難しいと思っています。支援し合う雰囲気があれば、これらの労働者が同僚から助言を得るのに、また、一見困難に見える状況によりよく対処するのに役立ちます。

労働者間で育まれる相互の配慮と共感は、職場の問題の原因を特定し、職場ストレスを軽減する効果的な手段を見つけるのに大いに役立ちます。

どのように

1. 職場の問題を特定し、解決するさいの労働者間の相互支援を奨励します。これは、作業チーム内の共同意思決定に積極的に参加し、共通の問題を解決することについてのグループ討議を組織することによって最も効果的に行われます。

2. 作業についての問題を解決するさいに、作業チーム内または異なるチーム間で相互支援を提供する方法と手段について話し合います。

3. 新しい労働者と問題を抱えている労働者には、助言者または個人指導者を割り当てます。助言と指導を行う経験を交流します。

4. 自律的な作業チームの形成を促進し、支援し合うチームワークを奨励します。良いチームワークの実績を表彰します。

5. 作業チーム内、または異なるチーム間の相互支援を促進する利点についての認識を高めます。会議や研修会の機会にこれらの利点について話し合います。

追加のヒント

- 職場の問題を解決したり、困難な状況で同僚を援助したりための労働者間の相互支援の良い例を収集します。これらの良い例を、ニュースレターなどの適切な手段を使って広報します。

- 助言者と個人指導者が同僚に支援を提供する際の有意義な経験を交流します。これらの人たちの助言や指導の仕事における技術と能力を向上させていくよう援助します。

- 相互支援を強化する方法について、チーム会議で話し合います。具体的な例と効果的な支援策について話し合います。

覚えておくポイント

日常相互に協力し合うさいや、作業チームの活動の際の同僚からの支援を重ねていくことにより、ストレス予防に役立つ相互に支援し合う関係を構築することができます。

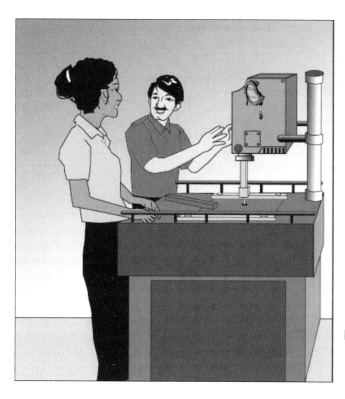

図17a　職場の問題を特定し、解決するさいの労働者間の相互支援を奨励します。これは、作業チームの共同決定または解決策に関するグループ討議によって最も良く行うことができます。

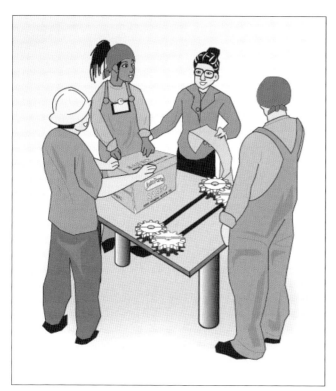

図17b　同僚労働者に支援を提供するさいに助言者や個人指導者を有効に活用します。これらの人たちの助言や指導の仕事における技術を向上させるよう援助します。

チェックポイント18

　従業員に援助を提供するための外部資源を特定し、活用します。

なぜ

　従業員が職場内で遭遇するさまざまな問題に対処し解決するには、外部からの援助資源を活用することが役立ちます。

　ソーシャルワーカー、カウンセリングサービス、従業員支援プログラム（EAP）は、個々の従業員が自分で対処することが困難な問題を調べ、解決するのを援助することができます。例えば、仕事上の問題、薬物とアルコールの乱用、HIV ／エイズ、その他の社会問題および家族問題を扱うさいに支援することができます。

　援助の必要がある従業員には、外部サービスの支援を受けて職場に確立された従業員支援プログラムが役立ちます。このようなプログラムを利用して、困難な状況に直面している従業員を効果的に支援することが推奨されます。

どのように

1．個人的な問題に取り組むことが困難な労働者に外部サービスを頼む必要があるかどうかを検討します。アルコールや薬物乱用、社会生活や家族生活の問題、高齢の家族や障がいをもつ人など、特に難しい問題に注意が向けられています。外部ソーシャルワーカーや他の社会サービス資源が提供する効果的なサービスの例から学び、そうした外部サービスを利用する利点を評価します。

2．従業員支援プログラム（EAP）の提供者を含む外部ソーシャルワーカーやその他のソーシャルサービス提供者に、サービスを利用して労働者を支援する方法について相談します。支援サービスを実施するために十分な資源が確保されていることを確認します。

3．労働者が必要とする社会的支援を提供する外部サービスと協力する担当者を指定します。

4．サービスを必要とする労働者のために社会的支援サービスの利用を計画し、実施するさい、管理者、管理監督者と同僚労働者から支援が得られるように確かめます。

5．個々の労働者に提供されるサービスの機密を保持します。

追加のヒント

－　必要に応じて、個人的な問題に直面している労働者に柔軟な勤務スケジュールと有給休暇取得を配慮します。

－　外部サービスによって提供される社会サービスの有効性を評価します。個人によってニーズは異なるため、個人ごとのニーズと状況を注意深く調べます。

－　外部の社会サービスを利用するさいには、管理監督者と労働者に助言と訓練を提供します。

覚えておくポイント

　従業員支援プログラムを含む外部サービスは、社会的な援助を必要とする労働者を支援する貴重な資源です。

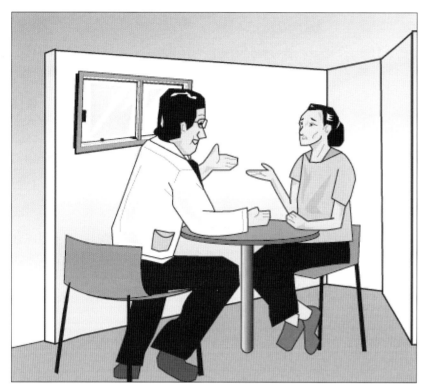

図18a　アルコール依存症や社会的問題、家族問題など、特に困難な問題に取り組む労働者を援助するために、従業員支援サービスを含む外部サービスを利用します。

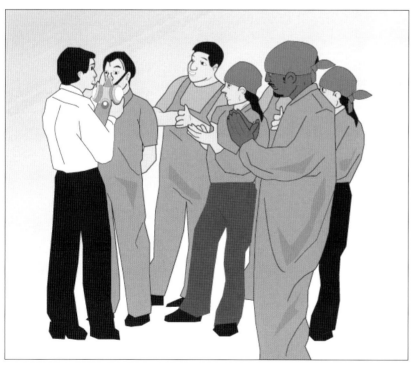

図18b　資格のある人材の支援を得て、労働者が自らを守り、職場ストレスを軽減するよう訓練します。

チェックポイント19

　勤務時間中または勤務時間後に社会的な活動を行うよう計画します。

なぜ

　非公式の会合やレクリエーション活動を含む社会的な活動は、事業者と労働者間、労働者相互間の協力を促進します。事業者と労働者の自発的なイニシアチブによって行われるこれらの活動は、仲間意識の向上に役立ちます。

　社会的な活動は、異なった背景を持つ人々の相互理解を深め、良い人間関係を保つのに大いに役立ちます。これらの活動は、労働条件を改善し、職場ストレスを軽減するための共同努力に貢献します。

　さまざまな社会的活動とレクリエーション活動を労働者は行うことができます。現場の人々の協力によって適切な各種の活動を、容易に計画し、実施することができます。

どのように

1．職場での会合と面接を通じて、管理者と労働者がどんな種類の社会活動を実施したいと思っているかを見つけます。

2．社会的活動を組織する上での管理者と労働者の優先度を知り、適切なタイミングを定めるために、管理者と労働者からなる小チームを編成します。

3．社会的活動の場、内容、時期を管理監督者と労働者に提案し、その計画を改善するために管理監督者と労働者から意見を求めます。適切な場合は、多くの人が出席できるよう、就業時間内に活動を組織します。

4．できるだけ多くの人々の協力を得て、社会的活動を企画します。友好的な雰囲気と自発的な活動である特徴を保つようにします。パーティー、文化イベント、スポーツイベント、または非公式の会合は、共通して組織される活動です。

5．行われた社会的活動を評価し、参加者からのフィードバックに基づいて、会場、内容、時期を改善します。

追加のヒント

－　他の地元の企業や団体が行った同様の成功事例から学びます。どの地域でも、事例は豊富です。

－　表彰式、ゲーム、音楽または文化イベント、競技会など、参加者に魅力的で非公式なイベントを設定します。

－　参加者の文化的相違を考慮に入れます。

覚えておくポイント

　社会的活動、レクリエーション活動は、相互理解を深め、良い人間関係を維持するのに役立ちます。職場ストレスを軽減するための共通努力を促進します。

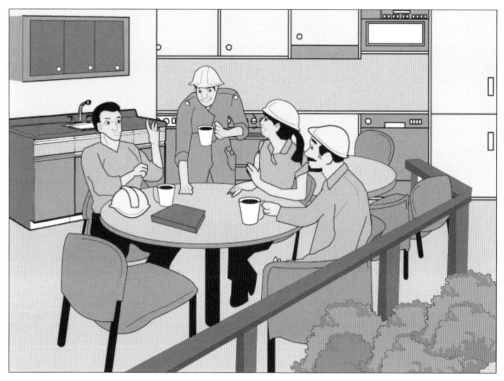

図19a　職場での会合や面接を通じて、どのような種類の社会的活動を管理者と労働者が行いたいと思っているかを調べます。

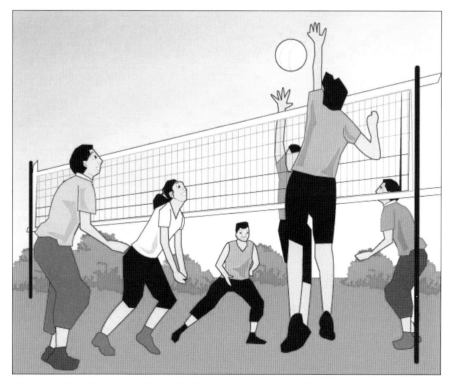

図19b　できるだけ多くの人々の協力を得て、楽しい雰囲気の中で文化イベント、スポーツイベント、または業務をはなれた形式ばらない会合を開催します。

チェックポイント20

必要なときに労働者に具体的な援助と支援を提供します。

なぜ

職場の条件、個人的な状況、個人の優先度に応じて、さまざまな労働者が多様なレベルと種類の社会的支援を必要としています。したがって、個々の労働者またはチームに、現場に応じて調整された援助と支援を必要なときに提供する必要があります。

個々の労働者またはチームのニーズに適合した援助と支援は、そのような援助や支援を必要とする個人またはチームと緊密な関係を維持している管理監督者と労働者によって提供されることが最良のやり方です。目標を絞った支援を奨励することで、労働条件と個人的な状況を改善することができます。

既存の状況に対処することが困難な労働者に適時に支援を提供することは、職場ストレスを軽減するための適切な手段を見つけるのに役立つことができます。

どのように

1. 事業者、管理監督者、労働者が職場のオープンドア式の方針を理解し、問題が発生したときに互いに話し合うようになっていることを確かめます。

2. 労働者、管理監督者と事業者が定期的に何をしているかを尋ね合うように奨励します。個々の労働者の援助と支援のニーズを理解できるように、常時話し合うようにします。

3. 労働者やチームが自分たちの努力だけで解決するのが困難な問題に直面した場合に、それぞれに役立つ支援を提供します。このような問題は多種多様であり、個々の事情を理解し、適切な方法で協力して問題を解決する必要があります。

4. 労働者が援助を必要とするときに、そうすることが実施可能で適切なら、支援を提供します。その支援の有効性を評価し、もし必要な場合には、外部の支援サービスを活用します。

追加のヒント

- すべての労働者と緊密に連絡を取り合います。例えば、事業者と管理監督者が職場に出かけて労働者と話すように奨励します。

- 労働者への支援の提供に参角しているキーパーソンと、どの種類の支援とどのタイミングが効果的かを話し合います。

- 個人的な問題は公開せず、機密を保持します。

覚えておくポイント

困っている労働者にタイミングよく援助が行われるなら、プレッシャーやストレスに効果的に対処できるようになります。

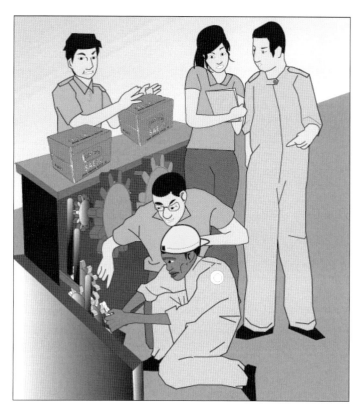

図20a　労働者が個人的な努力だけで解決するのが困難な問題に直
　　　　面している場合、労働者に支援を提供します。

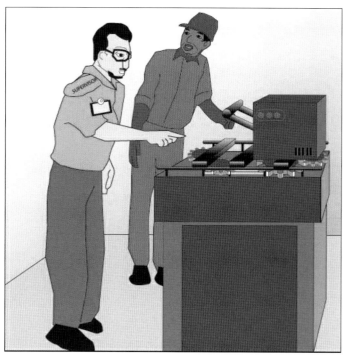

図20b　援助が必要な労働者が直面している状況に適合した支援を
　　　　提供するさいには、友好的に接します。

第5章
作業場環境

　作業場環境は仕事のストレスに影響する要因です。安全で健康で快適な環境を労働者に提供することが重要です。これは、労働者の積極的な参加によって環境リスクを評価し、制御することによって達成されます。それぞれの現場特性に見合った環境リスクの評価に基づいて実際的な対策をとることができます。作業場環境に関係したストレスを防ぐためには、以下のことが特に重要です。

－　リスクの評価と制御の明確な手順を確立する。

－　快適な労働環境を提供する。

－　危害要因を発生源で除去または低減する。

－　清潔でリラックスできる休息施設を提供する。

－　緊急時の手順と対応計画を確立する。

　労働安全衛生マネジメントシステムの進展に合致して、労働者のストレスを予防するのに役立つように、安全、健康で快適な労働環境を構築することが不可欠です。

チェックポイント21

現状の労働安全衛生マネジメントシステムに基づいて、リスクのアセスメントと制御のための明確な手順を確立します。

なぜ

事業者は、労働者に安全で健康な労働環境を提供する義務があります。

リスクアセスメントとリスク制御は、労働者の安全健康に危害を及ぼす可能性のある職場内の危害要因とリスクの特定およびアセスメントを含みます。危害要因を排除し、リスクを最小限にするための措置の優先順位を定めることが含まれます。

リスクのアセスメントおよびリスク制御の方法は、以下の要素を含み、通常次の順序で行われます。

・危害要因を特定し、特徴を明らかにし、リスクを評価する

・リスク（その危害要因が災害、傷害、死亡など望ましくない結果につながる可能性）を決定する

・これらのリスクを軽減する方法を特定する

・戦略に基づいたリスク軽減措置の優先順位を決めて実施する

職場におけるリスクアセスメントとリスク制御は、職場における安全と健康の継続的な改善に貢献するだけでなく、労働環境に対する事業者の取り組みにたいする労働者の信頼を得るのにも役立ちます。

どのように

1．労働環境における重大な安全および健康リスクを、共同して行う職場巡視と管理監督者および労働者が参加するグループ討議によって、特定します。

2．異なる種類のリスク要因から、リスクにだれが直面しているかを特定します。

3．現在行われているコントロールや対策に関して残っているリスクの度合いを順位づけします。これは、現在行われている労働安全衛生マネジメントシステムのリスク順位づけ手順に従って実施されます。

4．どのような追加的な対策が必要かを調べます。これらの対策の優先順位に従って、関係する管理監督者と労働者の積極的な参加により効果的にリスクを制御する対策を実施します。

5．リスクアセスメントとリスク制御の結果を記録します。事業者が記録を見直し、労働者の参加により継続的な改善がどのように確保されるかについて話し合います。

追加のヒント

－ リスクアセスメントとリスク制御は、作業プロセスの変更、有害化学物質やガスの使用、または法規上の要求事項がある場合に、定期的に見直されなければなりません。

－ それぞれの職場は異なります。したがって、特定の職場でリスクのアセスメントを行うことは、一般化されたリスクではなく、その特定の状況下における問題点に合わせて解決策を引き出すのに役立つでしょう。

－ 障がいのある労働者、妊娠中の女性、授乳中の母親は、特定の環境で働く場合、追加のリスクにさらされる可能性があります。リスクを評価し、対処するさいには、考慮に入れなければならない特別な要件があることがあります

－ リスク制御対策を講じた結果についてモニターし、見直します。このモニタリングと見直しの結果は、関係するすべての労働者に伝えておくべきです。

覚えておくポイント

作業環境におけるリスクをアセスメントし、制御する対策を講じます。この過程に労働者またはその代表者の積極的な参加を確保します。

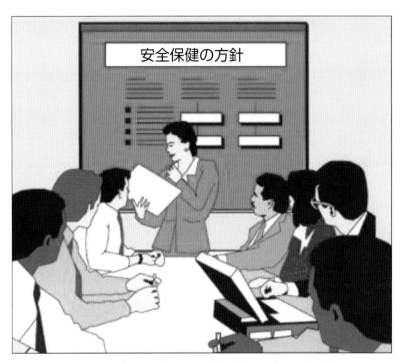

図21a 管理監督者と労働者が参加する共同巡視とグループ討議によって、
労働環境における安全・健康リスクを特定し、順位づけします。

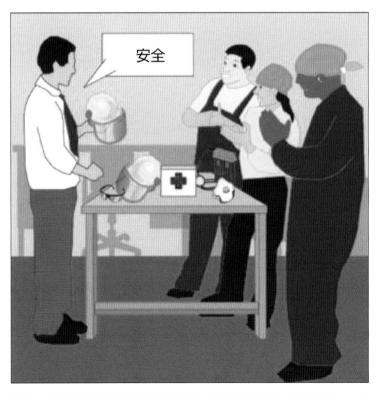

図21b 効果的なリスク制御のために、管理監督者および労働者との共
同討議を経て、どのような制御措置が必要であるかを決めます。

チェックポイント22

身体的および精神的健康に役立つ快適な労働環境を整備します。

なぜ

快適な労働環境と職場は、労働者の健康、安全、充実した生活に貢献し、生産性が向上します。

労働者の身体的、精神的健康を良い状態に維持することは、職場の生産性と収益性にとって重要です。これは労働環境の継続的な改善によって強化されるべきです。

産業安全保健の持続可能な改善は、安全、健康で快適な労働環境を整備することによって達成することができます。

どのように

1. 安全で健康な職場と労働環境を提供する事業者の責任を認識し、受け入れます。

2. すべての労働者に産業安全保健の方針を伝え、この方針に基づく活動計画を実施します。

3. 職場の危害要因を特定し影響を軽減するのに適しているようにリスクアセスメントと制御を実施します。

4. 法令によるすべての産業安全保健上の要件を実施します。

5. 作業活動に関連するリスクとそのリスクから保護する対策について、労働者が十分な情報、指示、訓練を受けているよう確かめます。

追加のヒント

- 労働環境を改善し、職場が労働者にとって快適であるように努めます。例えば、照明、騒音、空気中の粉じんと有害物質の濃度などについての指標を用います。

- 作業に関連した災害や病気を減らすための目標を設定します。事業者、管理監督者、関係労働者とどうやってその目標を達成するかについて話し合います。

- 労働環境の改善についての意思決定に労働者の意見が反映されていることを確認します。

- 労職場のリスク、適切な予防対策とそれらリスクに対する制御対策をどうとるかについて、労働者が十分な情報、指示、訓練を受けていることを確かめます。

覚えておくポイント

良い労働環境は労働者にとって動機づけ要因となります。すべての労働者の身体的、精神的健康に貢献する快適な労働環境を整備することが不可欠です。

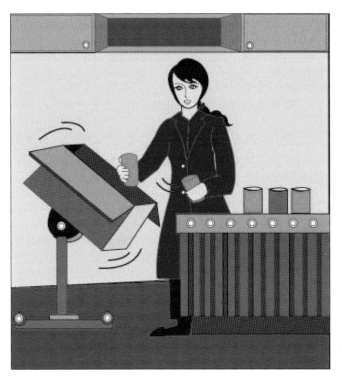

図22a　各労働者に安全で快適な職場と労働環境を提供する事業者の責任をしっかり認識します。

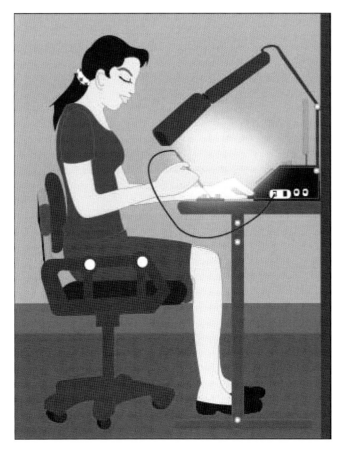

図22b　労働者にとって快適な労働環境を整備します。職場改善を実施するとともに、その意思決定に労働者の意見が反映されていることを確かめます。

チェックポイント23

安全と健康上の危害要因をその発生源で排除するか、低減します。

なぜ

労働者、住民と環境を保護するために、事業活動とその経過に関連している危害要因を減らすための最初の取り組みは、発生源における危害要因の制御です。

発生源で危害要因を制御することが、費用効果が高いことが多いことからも、実際的で効果的な取り組みです。したがって職場の安全保健対策として望ましい戦略だといえます。この取り組みは、原材料の浪費を減らすことでも、公害防止、労働者の傷害と病気の負担、債務のコストを削減することでも、事業場に実質的な節約をもたらします。

危害要因の制御が発生源で行われたとき、労働者はその危害要因から保護されています。

どのように

1. 特定された職場の危害要因のいずれかが、作業プロセスを変更したり、有害物質を無害なものに取り替えたりすることによって排除できるかどうかを確認します。

2. 労働者が関連リスクにさらされないように、危険有害な材料や作業プロセスを封じ込むか覆うための工学的制御を適用します。

3. 職場の危害要因を排除するか封じ込めることができない場合は、暴露レベルを下げるための工学的制御措置を追加適用します。例えば、職場の空気中に漏れる粉じんや有害化学物質の気中濃度を減らすために、効果的な局所排気装置を設置する必要があります。

4. 追加の工学的制御措置または個人用保護具の使用が必要かどうかを管理監督者および労働者と協議します。

5. 工学的管制御策が安全なレベルまで暴露を低減するのに有効でないか、適切でない場合は、個人用保護具を使用する必要があります。

6. 適切な種類の個人用保護具が選択され、適切に使用されているかどうかを確認します。

追加のヒント

- 廃棄物処理の手順が適切であることを確かめます。

- 新しい作業工程が導入された場合、または作業工程の大きな変更が行われた場合は、危害要因にさらされるリスクを評価します。

覚えておくポイント

労働者を保護するために、危害要因の工学的制御を発生源に適用します。工学的制御およびその他の保護手段が十分ではなく、労働者の曝露を安全なレベルまで減らすことができない場合に限り、個人用保護具を用いる対策をとります。

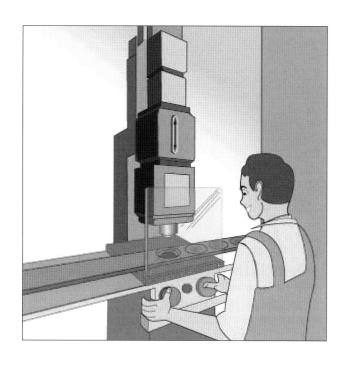

図23a　労働者が関連リスクに暴露されないように、危険なプレ
　　　　ス機械の両手操作制御などの工学的制御策を適用します。

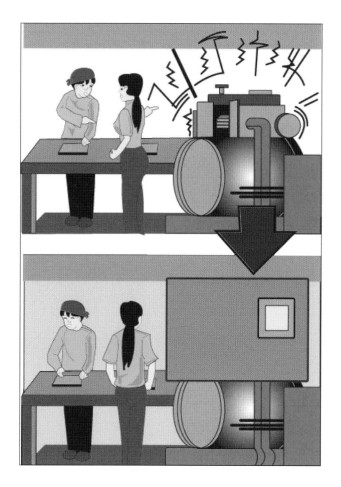

図23b　騒音の多い機械などの危害要因の発生源を取り囲んで、
　　　　健康リスクを低減し、生産性を向上させます。

チェックポイント24

清潔な休憩施設を設けます。

なぜ

清潔で保守のゆきとどいた従業員用の休憩施設は、事業場内の良い衛生状態と整頓を確実なものにします。

作業が努力を要する危険な仕事をしたり、汚染された場所で働いたりしている労働者は、清潔な休息場所を必要とします。この休息場所は、汚染された空気を吸入するリスク、皮膚を通して汚染物質を吸収したり、食物を介して摂取したりするリスクのない場所でなければなりません。

すべての快適条件を備えた良い清潔な居心地の良い休憩場所は、良好な労働条件と労働者の健康を維持するのに役立ちます。

清潔な休憩施設は、良質で従業員に優しい職場の表れです。

どのように

1. ワークステーションから離れた便利な場所に十分な数の休息場所を設け、その衛生状態を維持します。これらの施設の清掃と保守状態について定期的に点検します。

2. 休憩施設のほかに、妊娠中の女性と授乳期間の母親のことを十分配慮して、次の設備を設け、良好に保守します。

　・清潔で純粋な飲料水の供給設備

　・粉じんや産業汚染物質の影響を受けない食事場所

　・良い更衣場所、洗面設備、衛生施設

3. 休息場所には、椅子（背もたれと肘掛け付き）、ソファ、テーブルなどの適切な座って休息する設備を配置しなければなりません。休憩施設には、騒音、粉じん、化学物質、その他の産業汚染物質がないことが必要です。休憩施設内では、適切な換気をして快適な気温を維持します（寒冷気候の国では暖房器具、熱帯の国では空調装置を設けます）。

4. 事業場と協議して、休息場所に追加の施設を入れて、そのデザインを改善します。

追加のヒント

- 休憩施設は、作業中に汚染された個人用保護服の交換に使用しないようにします。作業服と屋外服のための別々の部屋が設けられていなければなりません。

- 妊婦と授乳期の母親には、必要に応じて横になることができたり、休養したりできる追加の施設が用意されている必要があります。

- 休息場所における喫煙はすべての労働者に禁止します。喫煙者のための別個の部屋または場所が定められている場合は、喫煙が健康を害することを知らせる警告標識が設置されている必要があります。

覚えておくポイント

きれいでよく整えられた休憩施設とその他の快適な設備は、常に労働者によって喜ばれ、家庭的な雰囲気を提供します。

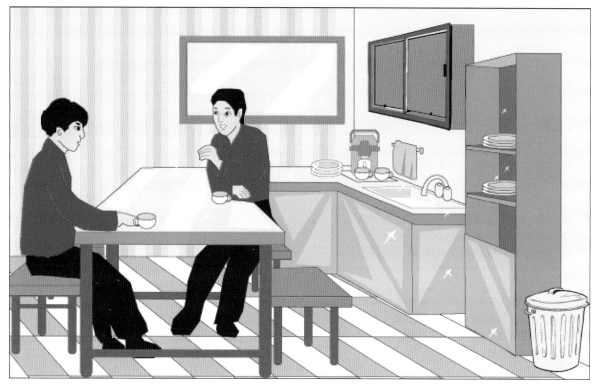

図24a　労働者のために、便利な場所に設置された十分な数の休憩室を設け、定期的にその部屋の衛生状態を点検します。

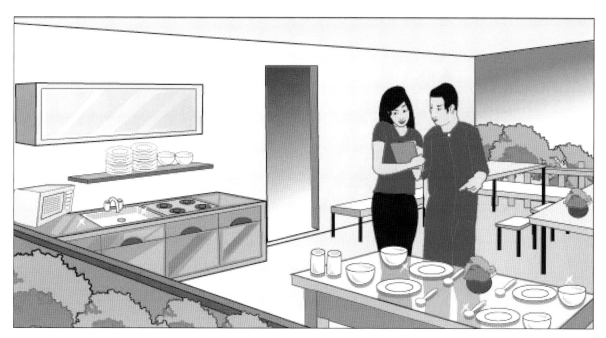

図24b　騒音、粉じん、汚染物質がない快適で衛生的な食事場所を設けます。

チェックポイント25

非常事態対応と迅速な避難がすぐできる緊急時計画を策定します。

なぜ

火災、自然災害、または重大災害は、いつでも発生する可能性があり、職場の皆はどのように対応し、何をすべきかを知っている必要があります。

火災、洪水、爆発などの緊急事態への恐怖は、何をすべきかの知識の不足と重なると、パニック反応、不快感、ストレスを生じさせ、生産性に悪影響が及ぶ可能性があります。

よく記述され、周知され、訓練された緊急時計画は、主要な緊急事態の重大な結果を減らすことができ、小さな緊急事態が重大災害とならないようにすることができます。

緊急時に行う必要があることすべてを覚えるのは難しいかもしれないので、読みやすく、適切に組織だっててまとめられている一連の指示書を準備しておく必要があります。緊急時の手順の行い方について、避難を含めて、全員が訓練を受けておかなければなりません。

どのように

1．地方自治体の職員の支援を得て、職場と周辺の地域社会に影響を与える可能性のある緊急事態の性質を決定します。

2．事業者、労働者、安全保健担当者、地方自治体の緊急時サービスが討議に参加して、各種類の緊急事態ごとにどのような措置を取る必要があるかを決定します。火災、爆発、有害物質の放出と潜在的な傷害とを考慮します。

3．グループ討議を通して、各種の緊急時に優先してとる必要のある行動を定めます。これらには、シャットダウン手続き、外部援助への要請、救急処置、緊急避難が含まれます。この討議には、労働者、管理監督者、安全保健担当者が参加していなければなりません。障がいをもつ人や妊娠中の女性などの特別なニーズをもつ労働者を考慮に入れます。

4．手続きが確立したら、関係者全員に緊急時行動に

ついて知らせます。緊急時に特定の行動を取らなければならない人たちには、頻繁に繰り返される訓練が不可欠です。避難訓練を行います。

5．緊急時電話番号のリスト、緊急時の手順と避難ルートを明確に掲出し、継続的に更新します。すべての労働者がその掲出場所を知っていることを確認します。現場ごとの緊急設備（救急箱、緊急医療機器、保護具、緊急用ストレッチャーなどの輸送手段、消火設備）の場所が明確に記され、すぐに入手可能であることを確認します。

追加のヒント

－ 避難計画を立てるときは、各作業場に、妨害物がなく、明瞭に照明された、作業場所から容易に退出することができる2つの避難経路があることを確かめます。また、労働者の消息が分かるように外部の集合場所が定められていることを確認します。

－ 緊急時に誰が責任者であるかを明確に周知しておきます。

－ 緊急時の処置に影響を与える変更（例えば、生産の変更、改造）が作業場に生じた場合は、その変更が緊急時計画と緊急時の手順に反映されていることを確かめます。

－ 緊急時計画の策定には、事業場周辺地域のリスクアセスメントを含めます。

覚えておくポイント

職場の誰もが緊急時に何をすべきかを正確に知っていなければなりません。良い緊急時計画は重大な災害を防ぐことができます。

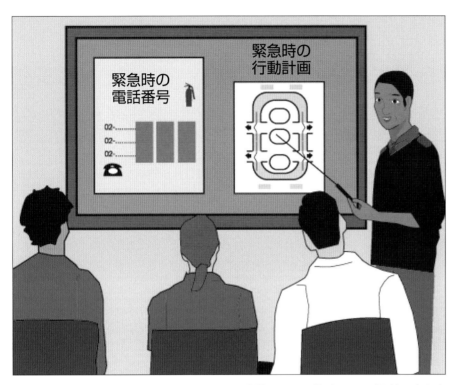

図25a 　労働者が参加して緊急時の行動計画を準備します。特別なニーズを持つ人を含むすべての労働者の避難ルートと救急処置を確保します。

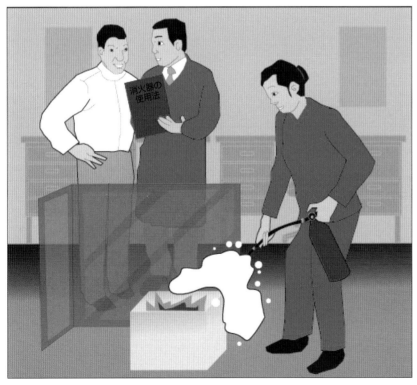

図25b 　労働者が消火設備などの現場用緊急用具の使用方法をよく理解していることを確かめます。

第6章
ワークライフバランスと
労働時間

　ワークライフバランスと労働時間についての手続き
は、職場ストレスの重要な要因です。勤務時間制と関
連対策の改善は、ワークライフバランスをより適切に
支援するために必要です。職場におけるストレスは、
とりわけ、長い労働時間、不規則な交代勤務制に関連
しており、また、適切な休日、有給休暇と休憩が確保
されているかに関連しています。疲労を軽減し、安全
と健康を向上させ、家族への責任を果たせるよう支援
するためには、多面的な支援策が必要です。勤務時間
制とワークライフバランスを改善するための実際的な
対策には、以下の項目が含まれます。

- 労働時間設計に労働者が関与する

- 仕事のニーズと労働者のニーズの双方に対応して
  いる

- 過度に長い勤務時間を避ける

- 家族への責任の遂行を容易にしている

- 休憩時間と休養時間を調整する

　事業場と労働者双方のニーズと優先度を反映した多
面的な対策を講じることは、ワークライフバランスを
維持する上で特に重要です。

チェックポイント26

労働者が労働時間の設計に関与するようにします。

なぜ

異なった始業時間と終了時間、休養時間、休憩、就業時間の長さと規則性、休日の分配など、さまざまな勤務時間の取り決めがあります。こうした多様性は、仕事と労働者の双方のニーズのバランスをとる選択肢を見出していく鍵となります。

異なった労働者は異なったニーズをもっています。計画段階から関係者全員が参加するようにすることが不可欠です。

仕事と家庭生活のバランスがとれている場合、労働者は精神的、身体的に仕事に適合しており、より生産的になります。

労働者が仕事と私生活を調和させることができれば、事業場と家族の両方にとって有益です。

どのように

1. 関係労働者またはその代表者を含むグループ討議を通じて、勤務時間制の可能な選択肢を特定します。

2. そのようにする場合、勤務時間制を変更するさまざまな方法があること考慮に入れます。一般的な例には次の方法が含まれます。

・始業時間、終了時間を変更する

・休憩時間を挿入する

・労働時間を均等に配分する

・休日を割り当てる

・フレックスタイム制度を導入する

・交代勤務制と各勤務の長さを最適化する

・パートタイムの仕事を提供する

・ジョブシェアリングについて調整する

3. 労働者の優先度、安全と健康上の要件、事業の要件に対応し、具体的な計画に同意します。

4. 確立された計画が適切であるかどうかを再度労働者とともに確認し、新しい勤務制をテストします。

5. さまざまな勤務スケジュールの健康影響と、勤務時間制の改善案について、管理監督者と労働者が参加する研修ワークショップを開催します。

追加のヒント

－ 仕事の要件と労働者の優先度の双方を、安全と健康上の要件とともに、考慮に入れる必要があります。

－ 労働時間のスケジュールの調整に労働者が参加することは、家庭での責任を果たすことに役立ちます。

－ 類似の事業場における勤務時間制の良い例は、実行可能なモデルとして役立てることができます。

－ 実際的な選択肢を特定するために、労働者代表と監督者を含む計画チームを設立します。このチームによって提示された計画は、引き続いての職場協議の基礎として用いることができます。

覚えておくポイント

勤務時間制は、日々の生活に影響します。勤務スケジュールの設計に労働者を関与させることは、より良い結果をもたらし、職務満足度をも高めます。

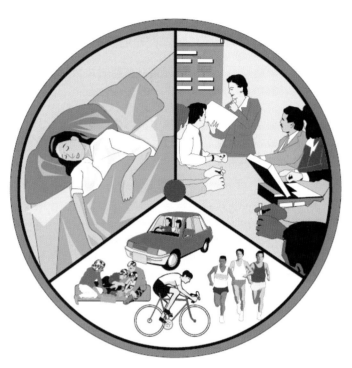

図26a　勤務時間制を設計するさいには、労働者の優先度と仕事の要
　　　　件の双方に対応します。

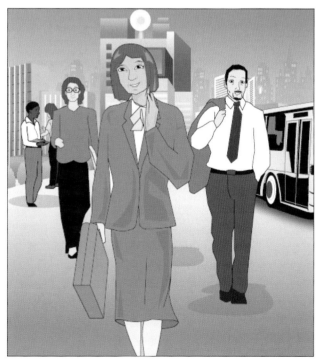

図26b　休養時間と自由活動時間にとって十分な時間を確保し
　　　　ます。通勤、社会生活、余暇活動と休養は、ストレス
　　　　に対処する私たちの能力に影響する要因です。

チェックポイント27

事業場のニーズと労働者の特別なニーズの双方に対応するように勤務スケジュールを計画します。

なぜ

事業場のニーズと労働者の個人的な優先度とを満たすために、柔軟な勤務スケジュールの適用が進んでいます。それぞれの勤務スケジュールの長所と短所は事業場と労働者とでは異なるため、これらの違いに対応するために協調的な努力が必要です。

週末勤務や夜勤などの不規則な勤務と組み合わされることが多い柔軟な勤務スケジュールは、市場ニーズ、生産目標または納期に応えようとする企業によく用いられます。これらのニーズに応じて計画された勤務スケジュールは、労働者が個人的、社会的、家族生活ニーズを満たすため望ましいとするものとは異なる場合があります。

柔軟または不規則な勤務スケジュールは、しばしば監督や作業組織上の困難さにつながり、作業成果や品質の変動を招くことがあります。キャリア開発と技能研修も関連しています。これらの欠点は事業場と労働者に及ぼす影響が異なるため、注意深く検討する必要があります。

柔軟な勤務スケジュールは、長い勤務時間、頻繁な夜勤や夕勤、週末や休日の勤務をもたらすことがよくあり、安全や労働者の健康と充実した生活に影響をもたらします。伝統的勤務と柔軟な勤務スケジュールの長所と短所は、管理者と労働者の積極的な参加によって検討されるべきです。

どのように

1．事業場と労働者が望む勤務時間制のさまざまな選択肢を調べます。これらの選択肢の共同検討により、勤務スケジュール変更の利点と短所について検討する必要があります。

2．勤務スケジュールの設計には、フレキシブルな勤務時間制ないし不規則な勤務時間制に関わる複雑な要素を考慮する必要があります。事業場と労働者の異なったニーズや優先度については、利用可能なデータに基づいて公開で検討する必要があります

3．事業場と労働者としての利点と欠点を比較し、双方が合意できる選択肢を共同で検討します。

4．他の職場や他の業種の類似の勤務スケジュールの良い例から学びます。

5．必要なら、事業と労働生活への影響を明らかにするための試行期間を設けます。管理者と労働者の両方から意見を求めて、実行可能な選択肢について話し合います。

6．事業場あるいは関係する労働者として利用できる支援や対策を調べます。欠点のいくつかは、支援や対策によって克服することができます。

追加のヒント

－　事業場と労働者双方のニーズと優先度の季節的な変動を考慮に入れます。

－　地域社会とそのサービスとの関連性も考慮する必要があります。その地域の文化や労働者間にある異なった文化の影響を考慮する必要があります。

－　事業場と労働者代表の間の相互理解と柔軟な協議過程が大切です。

－　労働者の安全と健康への影響は、合意できる選択肢を探る上での大きな関心事に含まれていなければなりません。

覚えておくポイント

勤務スケジュールに関するニーズと優先度は、事業場と労働者によってしばしば異なります。双方のニーズに対応できる実行可能な選択肢を共同で検討します。

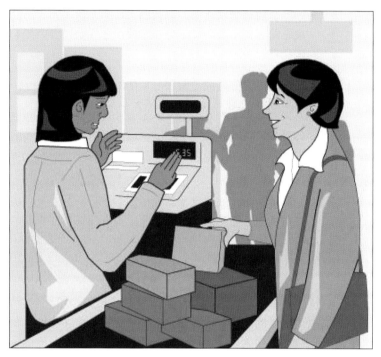

図27a　事業場と顧客のニーズにも労働者の個人的な優先度にも適合する
　　　　ように、柔軟な勤務スケジュールを採用します。

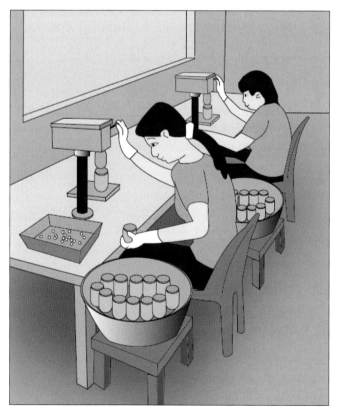

図27b　勤務スケジュールに合意するさい、労働者の安全と健康
　　　　に対する労働時間の影響を考慮に入れます。

チェックポイント28

過度に長い労働時間を避けるための対策を確立し、上限を設定します。

なぜ

通常の勤務より長い延長時間での勤務は、疲労が蓄積する傾向があり、回復も非常に遅れます。過度に長い労働時間は、ストレスによって引き起こされる疾病につながる可能性があります。

通常の勤務よりもずっと長い勤務では、疲労からの回復に不可欠な睡眠と休養期間に利用できる自由時間が短くなります。したがって、過度に長い勤務を働く人は、睡眠時間と休養時間が短くなるため、疲労から十分に回復しないままに次の勤務を開始しなければなりません。

長い時間外労働時間は、大量の作業負荷状況で一般的です。長い時間外労働時間に加えての大きな作業負荷は、労働者の健康に二重の負担をかけます。すべての種類の仕事で、過度に長い時間外労働時間を避けるためにあらゆる努力を払います。

過度に長い労働時間は、日勤後に続く夜間業務、夜勤に続く日中の職務などの連続勤務に従事することによって発生することがよくあります。連続勤務または過度に延長した勤務は避けなければならなりません。

どのように

1. 異なる勤務の長さを確認し、延長した勤務時間が過度の疲労をもたらしていないか、または疲労回復を妨げていないかを調べます。また、時間外労働時間を確認して、1週間または1ヶ月当たりの累積労働時間が過度であり、当該労働者の過度の疲労または慢性疲労をもたらしていないかを調べます。

2. 過度の長い勤務を避けるために勤務スケジュールを調整します。この調整は、過度の疲労をもたらして勤務と勤務の間に疲労から回復するのを妨げてしまうような残業時間に上限を設定することと組み合わされて行われるべきです。

3. 過度に長い労働時間を避けるための効果的な対策について管理者および労働者代表とともに話し合います。残業時間の上限を設定して順守できるかどう

かを共同で調べます。勤務間の間隔が疲労からの回復を確実にするのに十分な時間かどうかについても話し合います。

4. 時間外労働時間を制限して削減することにより、過度に長い勤務時間を排除するための特別キャンペーンを導入します。このキャンペーンには、時間外労働時間を削減するための共同努力、「ノー残業デー」の設定、および事業者・労働者間の協力が含まれます。

5. 諸勤務の長さと残業時間を確認するとともに、休養期間や休憩施設を調べます。長時間勤務と夜勤に関連して、十分な休養期間を確保するための対策について話し合います。

追加のヒント

− 勤務間の非番の日を含む休日が十分であって、長時間勤務または不規則勤務による疲労からの回復に役立っているかどうかを確認します。

− 勤務間の間隔が十分に長く、蓄積疲労や慢性疲労をもたらさないことを確かめます。過度に長時間の勤務が2回以上連続することに注意する必要があります。そうした状況を避けるような勤務スケジュールを再編成することが必要です。

− 大きな作業負荷、厳しい納期、熟練労働者の不足、市場状況などの複雑な要因の結果、過度に長時間の労働時間が行われることになるので、過度に長い労働時間を避けるために協調して尽力します。

覚えておくポイント

過度に長い労働時間は過労をもたらし、労働災害およびストレスに起因する疾病のリスクの増大につながります。長い労働時間を避けるために協調して努力します。

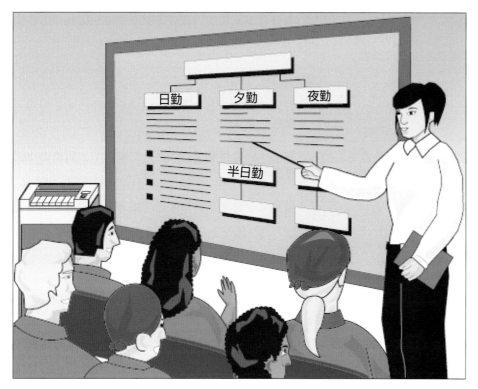

図28a　過度に長い勤務と短すぎる休養時間を避けるように勤務スケジュールを再編成します。残業時間が労働者の健康で充実した生活に与える影響を最小にするために、残業時間に上限を設定します。

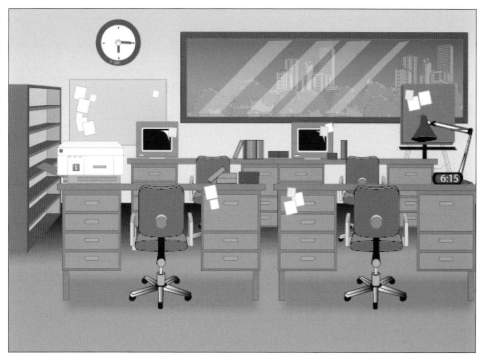

図28b　過度に長い残業時間を制限し削減するための特別のキャンペーンを、例えば、「ノー残業デー」（すなわち「17時以降」の労働を許可しない日）を設定したり、残業時間を制限することに事業者・労働者協力を支援したりすることによって、導入します。

チェックポイント29

　労働者が家族責任を果たすことができるように勤務時間制を最適化します。

なぜ

　勤務時間制は、家族にたいする責任の遂行に重大な影響を及ぼします。充実した家族生活は、長時間労働、不規則勤務、夕勤と夜勤の頻度と配分、休日、通勤時間、有給休暇に大きく影響されます。さまざまの勤務時間制に従事している労働者が家族への責任を果たすのを支援するためには、総合的な対策が必要です。

　交代勤務制や他の不規則ないし変則的な勤務時間制を設計するさいには、社会生活と家族生活への混乱とそれに伴うストレスを考慮する必要があります。適切な勤務スケジュールを採用することで、このような混乱を最小限にする必要があります。この適切な条件には、例えば、自由時間、休養期間、出産・育児への支援、変則的な勤務時間制、週末と休日の確保、有給休暇取得の資格などが含まれます。

　労働者が家族にたいする責任を果たすことができるようにさまざまな支援策を提供することが重要です。これらの責任は個人の事情によって異なるため、多面的な対策が通常必要です。

　勤務スケジュールと家族への責任を果たす能力との間に密接な関係があることからみて、勤務スケジュールの設計には労働者の積極的な参加が不可欠です。

どのように

１．勤務時間制に関する労働者の優先条件とそれが家族への責任の遂行との関係を調べます。勤務時間制のどの側面が重要であるかについて話し合います。

２．労働者の個人的ニーズに合わせて労働時間と休暇を整えることができるように、勤務時間制の柔軟性を高めます。

３．家族にたいする責任を果たすために休暇を取る労働者のための交代要員が容易に見つかるように、労働者の多能化を促進します。

４．年次休暇、育児休業、教育休暇の取得にさいして、労働者のニーズを満たせるように方針を立てます。

５．労働者が家族への責任を果たすのを援助する多面的な支援策を提供します。

追加のヒント

－　育児サービスと介護サービスを必要とする労働者を支援します。

－　家族への責任を果たすことに関して、同僚の支援を奨励する。

－　通勤サービスを利用する労働者に支援を提供します。

－　労働者が地域社会で行うボランティア活動を奨励します。

覚えておくポイント

　労働者が家族にたいする責任を果たせるよう援助するために、勤務時間制をいっそう柔軟に運用するように努めます。

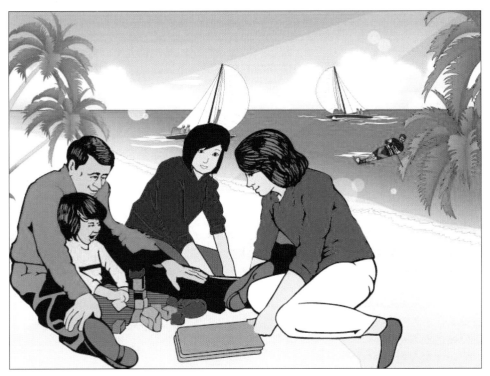

図29a　労働者の社会的ニーズおよび家族ニーズに応じて、労働時間、休業日と休暇を調整する
　　　　ことができるように、勤務時間制の柔軟性を高めます。

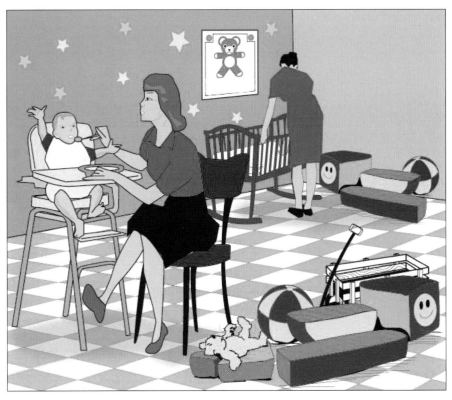

図29b　育児サービスやその他の社会サービスを必要とする労働者を支援します。

チェックポイント30

作業負荷に応じて、休憩時間と休養時間の長さと頻度を調整します。

なぜ

休憩を取らずに継続的に働くことは、しばしば厳しい努力を要し、疲労を増大させます。疲労が過度になる前に休憩を挿入する必要があります。

長時間の連続作業は、災害リスクを高めます。疲労の増加に伴って作業の正確さは低下し、人為的ミスの可能性は増大します。勤務時間が過長であると、仕事の質も低下します。

長時間作業の後に長い休憩をとるよりも、疲労を防ぐためには頻繁な短時間休憩を挿入する方がよいです。したがって、過度の疲労が発生し、疲労からの回復にかなりの時間が必要となる前に、短い休憩を計画することが有用です。このことは、筋骨格系障害を予防し、骨が折れる種類の仕事に関連したストレスを軽減するためにも、有益です。

短時間の休憩を取ることができる快適で爽やかな環境を確保することも同様に重要です。

どのように

1．日勤中に、午前の作業期間に少なくとも１回、午後の作業期間に１回、各10〜15分の短い休憩を挿入します。同じような短い休憩は、夕勤や夜勤など、数時間の他の勤務内についても望ましいです。

2．仕事が激しい場合や、継続的な注意を必要とする場合は、毎時間ごとに短時間休憩を取るようにします。例としては、連続コンピュータ操作、速い反復作業、または強度の看視作業が挙げられます。

3．拘束姿勢、筋負荷、眼精疲労と精神集中作業を他のタイプの作業と交互に行うことができるように、激しい作業を他の種類の作業と組み合わせます。

4．休憩時間中に、リラックスした体操、ストレッチやレクリエーション活動を行うように奨励します。

追加のヒント

－　激しい種類の作業、または非常に暑いか寒い環境のような不快な環境下の作業では、頻繁な休憩が不可欠です。

－　疲労の発現前に休憩を取る方が、疲労が発現してから休憩をとるよりも、ずっと効果的です。例えば、画面表示機器を使用して作業する場合は、休憩時間を規則的に、例えば１時間ごとにとるよう計画します。

覚えておくポイント

頻繁にとる短い休憩は、疲労からの回復を促進し、より安全で効率的な作業につながります。

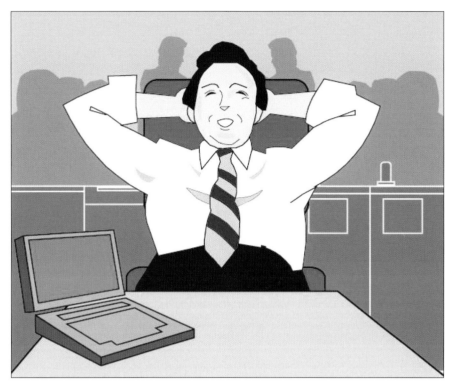

図30a　各勤務中に短時間の休憩を挿入し、休憩中にリラックスした体操、ストレッチまたはレクリエーション活動を行うように奨励します。

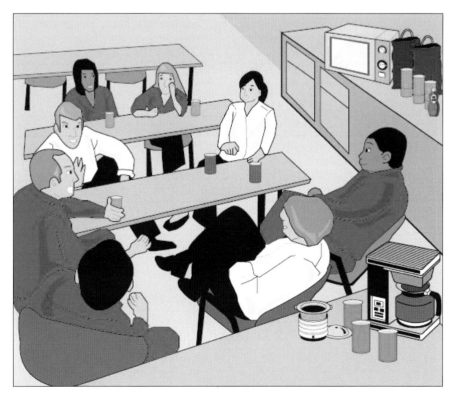

図30b　疲労回復やストレス軽減に欠かせないので、頻繁な短時間休憩のための気分をすっきりさせ、リラックスさせる施設を設けます。

第7章
職場における貢献の認識

　仕事による貢献を認識しておくことは、職場におけるストレス予防の重要な側面です。労働者の良いパフォーマンスと積極的な貢献を適切に認識していることを示すことによって、事業場は労働者によって行われた良い仕事について感謝することができ、その良い仕事は事業場にとっても重要なはずです。この前向きのフィードバックは、事業場内の相互尊重とパートナーシップを強めます。この捉え方にそってとることのできる実際的な対策には、以下が含まれます。

- 労働者による良い仕事を称賛する

- 労働者による仕事の結果を系統的に労働者に知らせる

- 労働者が意見を表明するための制度を運用する

- 女性と男性を均等に待遇する

- 良いキャリアの見通しがもてるようにする

　こうした対策により、労働者の努力に感謝を表明することが、職場におけるストレス予防に寄与します。

チェックポイント31

労働者とチームによる良い仕事をみんなに分かるように称賛します。

なぜ

労働者や作業チームによって達成された良い仕事は、良い職務実績を例示しています。こうした良い仕事は、通常、職場における協力の結果です。そのような良い仕事の特定の事例を記録し、その仕事に責任を持つ人たちを公けに称賛することは有用です。

労働条件の改善は、その改善過程の計画と実施に労働者が関与している場合にいっそう効果的です。良い職務実績を率直に賞賛することによって、管理者と労働者がともに、良い実践を達成し改善していくように奨励することができます。

事業場として常に改善していく決意を示すことが重要です。この決意は労働者が改善を行うことに成功して、模範的な実践を達成したときに、労働者を適切に認知し、褒賞することによって確認することができるのです。

どのように

1. 模範的な良い仕事に公然と報いる明確な方針を確立します。ミーティングやニュースレターで模範的な仕事を周知させます。管理者と労働者の共同努力によって事業場が良い実践を促進すること熱心に取り組んでいることをすべての労働者に知らます。

2. 作業組織と生産性を向上させる改善策の計画と実施を奨励します。それによって達成された改善事例とその結果の良い実践について報告する簡単な手順を確立します。

3. 事業場全体の方針に合った適切な手段で、模範的な職務実践を達成した労働者を褒賞します。褒賞の形式には、最良の労働者ないしグループを発表すること、何らかの形の報酬を提供して褒賞すること、特別なイベントに招待すること、表彰式を開催することなどが含まれます。

追加のヒント

- 褒賞制度を確立し、会議、通知またはニュースレターを通じて全員に知らせます。このシステムと褒賞の対象となった良い実践例に関する意見を集めるようにします。

- 事業場が労働条件と作業組織を改善する良い実践を奨励することに熱心に取り組んでいることを全員に伝えます。

覚えておくポイント

良い仕事が行われたら、労働者や作業チームを褒賞します。このことにより、健康な事業場文化を形成し、生産性と収益を向上させ、職場ストレスを予防することが促進されます。

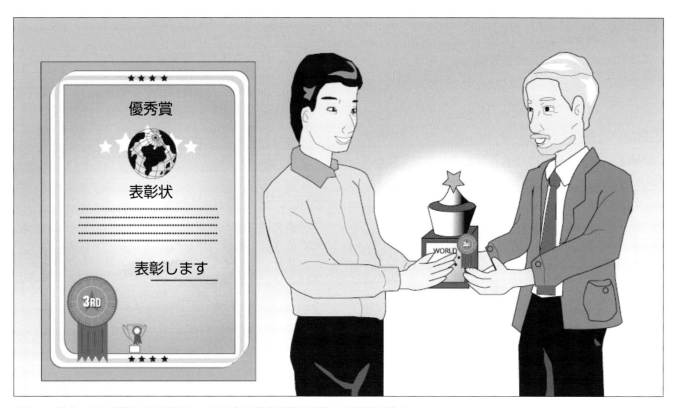

図31a　達成された改善とその結果としての良い職務実践を褒賞する制度を確立します。

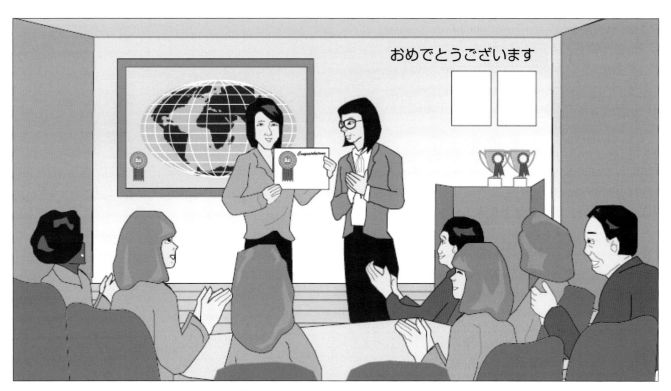

図31b　模範的な良い仕事を行った労働者を褒賞する表彰式を催すか、事業場全体の方針に合った適切な手段によって褒賞します。

チェックポイント32

労働者が自分の仕事の結果を知ることができる制度を導入します。

なぜ

労働者に自分の仕事の結果を頻繁に知らせることは、相互に協力する職場の雰囲気を作りだすことに大きく貢献します。自分の仕事の実績と結果について管理者がどう思っているかを正確に知ることによって、労働者は学習し変っていく態勢をとるようになります。

人々が良くやっている場合にそのことを伝えることは有用です。人々が自分からなにが期待されているかが分かるように、その仕事が改善を要するかどうかを伝えることも有用です。このようにして、事業者と労働者はお互いのより良いコミュニケーションを図ることができ、全体としての職務実績を向上させることができます。

労働者はしばしば互いに切り離されており、自分が分担する仕事が完了した後に何が起こるかを知る機会がないものです。彼らの仕事の結果について労働者に知らせるためには特別な注意が必要です。

どのように

1. 労働者が自分の職務を良く行っているときにその仕事が感謝されていることを労働者に知らせます。彼らが何をどこで良くやったのかが正確に伝わるように、具体的に知らせます。

2. 労働者が自分の職務を良くやっていない場合は、どういう点が満足できないことかを伝えます。それぞれの労働者の長所を認めながら、職務のやり方をどう修正するかに焦点を当てます。

3. 労働者にどの特定の職務がどのようにしてより良く行うことができるかを示す機会を設けます。経験ある労働者から良い例を述べ、実演して示すようにします。

4. 労働者が自分の仕事の結果について定期的に伝えられるようになっていることを確かめます。ふだんの仕事が規律維持の目的で単に監視されているにすぎないとの印象を与えることを避けるように伝える必要があります。

追加のヒント

- 良い仕事の結果を労働者に伝えることは、誇りと自尊心を高めるのに役立ちます。こうすることによって、将来により良い仕事をするように労働者を奨励することができます。

- 自分の仕事の結果を労働者に定期的に知らせるときは、同僚意識やチームワークの感覚を伝えます。

覚えておくポイント

労働者に自分の仕事の結果を知らせることは、労働者のより良い動機づけに役立ちます。労働者に自分がどう仕事しているか、自分の仕事が他の人と事業場全体にどういう影響を与えているかを労働者に伝えることが、チームワーク感覚と職場の同僚意識を向上させます。

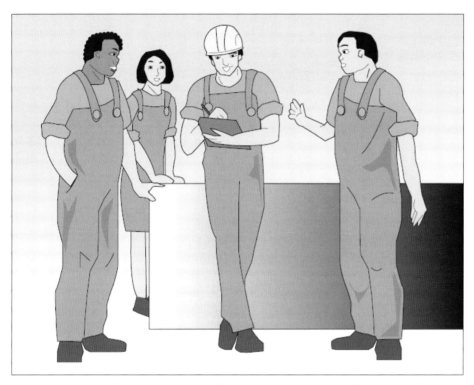

図32a　自分たちの仕事が良い実績をあげているかどうかを労働者に知らせます。何について
　　　　てどこで良い実績をあげたかを具体的に伝えるようにします。

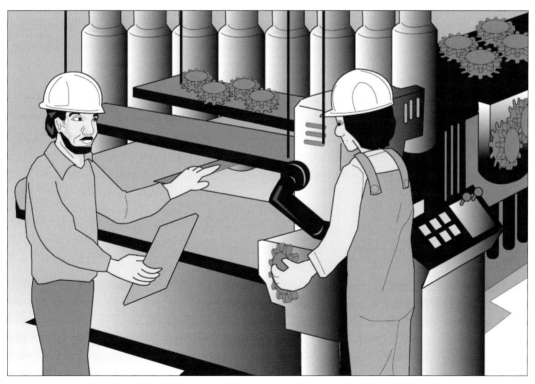

図32b　労働者に自分たちの仕事の結果を知らせる場合、その良い仕事が他の人と事業場全体にどのように
　　　　に利益をもたらしているか伝えます。

チェックポイント33

労働者が感じたことと意見を表明できる制度を導入します。

なぜ

他の人たちが何を行っているのか、また考えているのかを知っているとき、またどのようにして互いに協力できるかを知っているとき、人々はいっそう効果的に職務を遂行することができます。

日々の仕事を完了するのに忙しいときには、管理者と労働者は、感じたことや意見について互いに伝え合うのに十分な時間をとらない傾向があります。互いに伝え合えるように、適切で具体的な機会を設けることが必要です。

コミュニケーション不足に関係している問題は多面的であり、しばしば予測が困難であって、職場ストレスを高めることがあります。そうした問題としては、仕事の遅れによるプレッシャー、仕事の質の低さ、間違い、事故、人間関係の悪さなどが挙げられます。これらの問題の多くは、職場におけるストレスを増大させることがあります。したがって、コミュニケーションを容易にするために、複数のチャンネルを検討する必要があります。

どのように

1. 労働者が他のチームメンバーと連絡を取り合う機会をときどきもつことができるように、作業チームの手順を調整します。随時に話し合える機会を作ります。

2. 仕事や各勤務の初めに、適宜、短い会合を開催し、指示事項を伝え、その日の作業計画を説明し、質疑応答の時間をとるようにします。一部の業種では、これを「ツールボックスミーティング」と呼んでいます。

3. 特に個人ではなくグループに仕事を割り当てることによって、グループによる計画作成とグループとしての職務課題の遂行を奨励します。これにより、コミュニケーションと緊密な協力が促進されます。

4. コミュニケーション能力に関して労働者の訓練と再訓練のための適切な機会を提供します。このことが、従業員がコミュニケーションと相互支援を改善することに役立ちます。

追加のヒント

- 可能な限り完全に独立した作業を避けます。

- コミュニケーションを高めるために、ニュースレター、リーフレット、更新されていく指示、ポスター、口頭発表を利用します。

- 更衣室、休憩室、飲料施設、共同利用のための食事をとる場所を提供し、労働者がお互いに話す機会、自分たちの管理者と話す機会を頻繁にもつようにします。

- 適切な職務ローテーションを奨励します。それによって、複数の技能を取得し、コミュニケーションと相互支援を増やすのに役立ちます。

覚えておくポイント

労働者がお互いに感じたことと意見を表明し、管理者と話す機会を増やします。それにより、同僚意識が向上し、相互支援とより良い作業結果につながります。

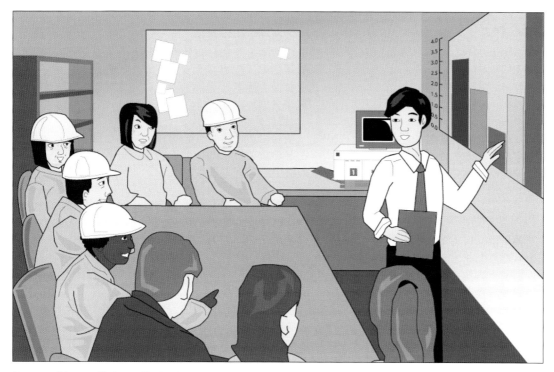

図33a　適切なら仕事の開始時や各勤務の初めに、短いミーティングを開催し、その日の作業計画を説明し、
　　　　チーム作業の取り決めについて話し合います。

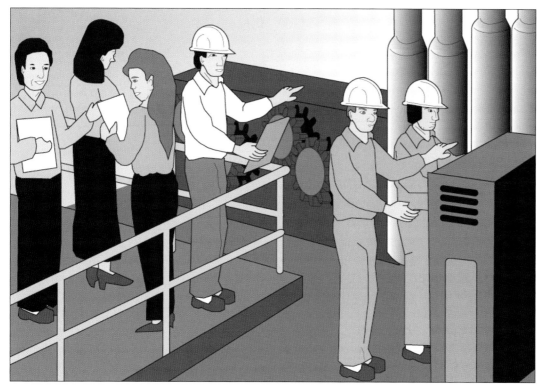

図33b　労働条件について話し合い、感じたことと意見をお互いに伝える機会を設けます。

チェックポイント34

女性と男性を均等に扱います。

なぜ

健全な企業文化のためには、女性と男性を均等に取り扱う明確な方針を確立することが欠かせません。この方針には、雇用条件、キャリア開発、仕事の設計、職場活動への参加についての均等な扱いが含まれるべきです。

固定観念や慣習化した偏見は、一方的な判断にすぎず、性別に基づく差別をもたらします。これらの偏見は、仕事に関係のない性別やその他の個人的な特性に関する仮定にではなく、労働者自身の技能、実績および能力の客観的評価に基づく均等の扱いに置き換えられなければなりません。性別とジェンダーに基づく差別を避けるために、特別な注意を払うべきです。

いくつかの文化圏では、自分の仕事について、例えば労働者が必要だと考える変更に関して、意見を述べることについて、女性が控えめであることが時にあります。女性の効果的な参加には特に注意を払う必要があるのです。

女性は、社会的状況によっては、ワークライフバランスについて男性よりも多く困難な事情を抱えていることがしばしばあります。女性は、仕事の前後に家庭と家族を世話する二重の負担もつことがあります。このことが、女性が公正な雇用機会に接したり、仕事のスキルを開発するのに全面的に参加することを妨げることとなります。女性の積極的な参加は、適切な職場改善を実施していくことに大いに役立ちます。

どのように

1．女性と男性を均等に扱う明確な方針を確立します。この方針は、採用、死後余の割り当て、職場設計、賃金と福利厚生、キャリア開発、訓練、会議と作業改善過程への参加などを含む、仕事のあらゆる側面に適用される必要があります。

2．仕事の割り当てとキャリア開発では、労働者の技能、実績、能力および特性の客観的評価に基づいて女性と男性を均等に取り扱うために特別な注意を払うべきです。この点で女性労働者の提案を慎重に聞き、欠陥があればそれらに一貫して取り組みます。

3．女性と男性が割り当てられた仕事を実行するさい、に適切な支援を提供します。ワークライフバランスを維持するために支援が必要となることがしばしばあります。仕事スケジュール、通勤、家族責任の面で女性労働者と男性労働者の間で異なることがよくあります。

4．職場における女性と男性の均等な機会を提供することの重要性について、管理監督者と労働者に訓練の機会を確保します。

5．作業改善に関して女性と男性双方の見解について均等に配慮するための公式および非公式の機会を設けます。

追加のヒント

- 積極的に女性や男性の労働者の作業計画を作成しと職場の条件と作業組織を改善するさいに女性労働者と男性労働者が積極的に関与するようにします。

- 会議やその他のイベントを開催するさいに、個々の労働者の家族責任を考慮に入れます。

- 女性と男性が職場で均等に扱われるようにするために、必要な対策とその修正について、労働者と話し合います。

覚えておくポイント

作業を計画し組織するさいに、女性労働者と男性労働者がともに積極的に関与するようにし、仕事のすべての面で女性と男性が均等に取り扱われていることを確かめます。

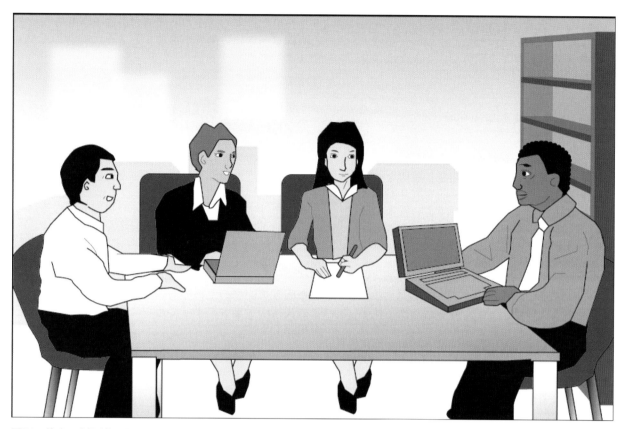

図34　仕事の割り当てとキャリア開発において女性と男性を均等に扱うことについて、労働者の提案を慎重に聞きます。欠陥点があれば、一貫して取り上げるように特別な注意を払います。

チェックポイント35

キャリアの将来見通しがよく理解できるようにします。

なぜ

労働生活における労働者の充実した生活を推進する対策は、しばしば、適切なキャリア開発と適切なキャリア経路を支えるための組織的で積極的な取り組みと強く関連しています。キャリアについてよい将来見通しがもてないことが、離職の理由としてしばしば挙げられています。公正なキャリアの将来見通しは、職場におけるストレスを軽減し、労働力を安定して確保する上で重要です。

キャリア開発への支援は、労働者の労働意欲と仕事への積極的な取り組みを維持し、高めるために不可欠です。労働者が仕事を割り当てられ、各自のキャリアの中で昇進していく場合に公正に扱われるよう確かめます。この点に関する欠陥は、しばしばすぐ容易に目に見えません。異なる労働者グループのキャリアの将来見通しについては特別な注意を払う必要があります。

経営者と労働者のキャリア開発への積極的な取り組みは、職務能力と果たす役割の向上に影響を与えます。この積極的な取り組みを示すには、キャリア上の職務転換と役割、メンター制度と訓練の見直しなどの具体的な対策を積極的に実施していく必要があります。

どのように

1. すべての労働者について公正さと機会均等に基づいてキャリア開発を支援するために、経営陣が積極的に取り組んでいることを示します。

2. キャリア開発を支援するための対策を定期的に見直します。どのような改善が必要かを知るために、見直し結果を労働者とその代表者と話し合って、改めて検討します。適切な昇進の機会が提供されているかどうかも調べます。

3. 労働者の職務上の訓練を調査し、その有効性を改善するために必要なら、訓練について調整します。

4. 新しい任務に就いた労働者のためにコミュニケーション能力と監督能力を開発するに当たって支援を提供し、新しい役割に適応するのを援助します。

5. 仕事と管理のスキルと諸能力を向上させるための訓練コースに労働者が参加するように奨励します。

追加のヒント

－ 労働者が技能訓練とキャリア開発とにおける肯定的な経験を交換するよう奨励します。

－ 労働者のキャリア開発を支援するための適切なメンター制度と指導員による指導を提供します。

－ キャリアの将来見通しとキャリア開発支援策について討議する定期的なチーム会議を開催します。

覚えておくポイント

キャリア開発のための均等な支援が行われており、この支援が労働者によって適切に利用されていることを確認します。

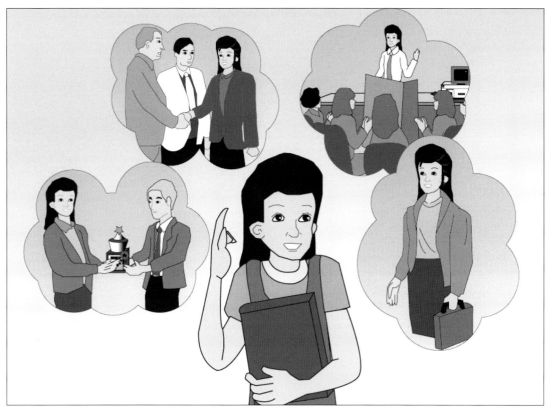

図35　労働者とその代表者と一緒に、スキル訓練とキャリア開発を支援するための対策について定期的に協
　　　議し、どのような改善策が必要かを決めます。

第8章
攻撃的行為からの保護

　いじめ、いやがらせ、性的ハラスメント、脅迫、暴力など、職場での攻撃的行為はごく一般的にみられます。こうした行為は被害者と職場の雰囲気に深刻な影響を与えます。確固とした方針を確立し、そのような行為に適切に対処することが重要です。職場のすべての人々が積極的に協力して行う、包括的な予防対策、緩和対策が必要です。職場における攻撃的行為にたいする効果的な対策として、以下のことを挙げることができます。

-　攻撃的行為に関して対応する組織としての枠組みを確立する

-　対処するための訓練を組織し、意識を高める

-　手続きと行動モデルを確立する

-　関係者を支援する迅速な介入を行えるようにする

-　攻撃的行為から労働者を守れるように作業区域を整備する

　攻撃的行為に対処するための良い組織体制を確立することにより、労働者の積極的な取り組みと相互信頼が高まるでしょう。

チェックポイント36

攻撃的行為が防止され、迅速かつ適切に処理される組織の枠組みと戦略を確立し、実施します。

なぜ

攻撃的な行為（いじめ、いやがらせ、性的ハラスメント、脅迫、暴力など）は、一部の職場ではかなり頻ぱんにみられます。

攻撃的な行為は、被害者にとって非常に深刻な短期的および長期的な影響を及ぼすことがあります。

攻撃的な行為は、対人関係（女性と男性、労働者と管理監督者、若年者と高齢者、労働者と顧客）の弱い部分を対象にしていることが多いようです。このことは、攻撃的行為を止めるために外部の支援がしばしば必要とされることを意味します。

多くの事業場は攻撃的な行為について確固とした方針をもっておらず、経営陣はしばしばその問題にどう対処するかについて不明確です。

どのように

1. 職場における以下の行為は、攻撃的であると明確に認識されるべきです。

   ・いじめといやがらせ

   ・セクシャルハラスメント

   ・暴力

   ・暴力的な脅迫

   ・不快なからかい、中傷、侮辱、陰口などのような他の形態の行為

2. このような行為様式は、どのような形でも職場で容認できないことが明らかにされるべきです。

3. 攻撃的な行為は、同僚、監督者、依頼者、顧客または外部者によって行われる可能性があることを認識すべきです。

4. また、いじめ、いやがらせは同僚、監督者（内部者）によって行われることが多く、暴力、脅迫は顧客、依頼者、一般市民（外部者）によることが多いことを認識すべきです。

5. 職場の方針のなかで、一次予防（攻撃的行為をどう防止するかの方法）と二次予防（攻撃された労働者を援助する方法、ひとりまたは複数の違反者に対処する方法）の両面にたいする対処法を定めておくべきです。

6. さらに、職場の方針のなかに、攻撃を受けた労働者が心理的または身体的な疾病期間後に職場に戻ることができるようにする手順も含めておくべきです。これには、攻撃的な行為が継続されないようにするための手続きが含まれます。

追加のヒント

－ 暴力または暴力的な脅迫の場合、暴力はすべての国で法規に違反しているため、違反者を警察に託すことは多くの場合に適切でしょう。これはセクシュアルハラスメントの重大な事例にも適用されます。

－ 大部分の場合に、違反者を解雇したり別職場に移動させたりすることが必要になります。これは、まわりの状況と違反の性質によります。被害者が違反者の近くで働き続けることを強制されないことが非常に重要です。

－ 職場が攻撃的行為にたいして確固とした方針を確立しており、違反者が管理監督者であったりより上位の人であったりする場合も含めて、どの場合にもこの方針に基づいて対処することを労働者が認識していることが非常に重要です。

覚えておくポイント

攻撃的行為について明確な方針をもっていることが重要であり、その方針が職場で攻撃的行為を防ぐために実施されていることがさらに重要です。攻撃的行為の防止は、職場における労働者の安心感や信頼感を高めます。

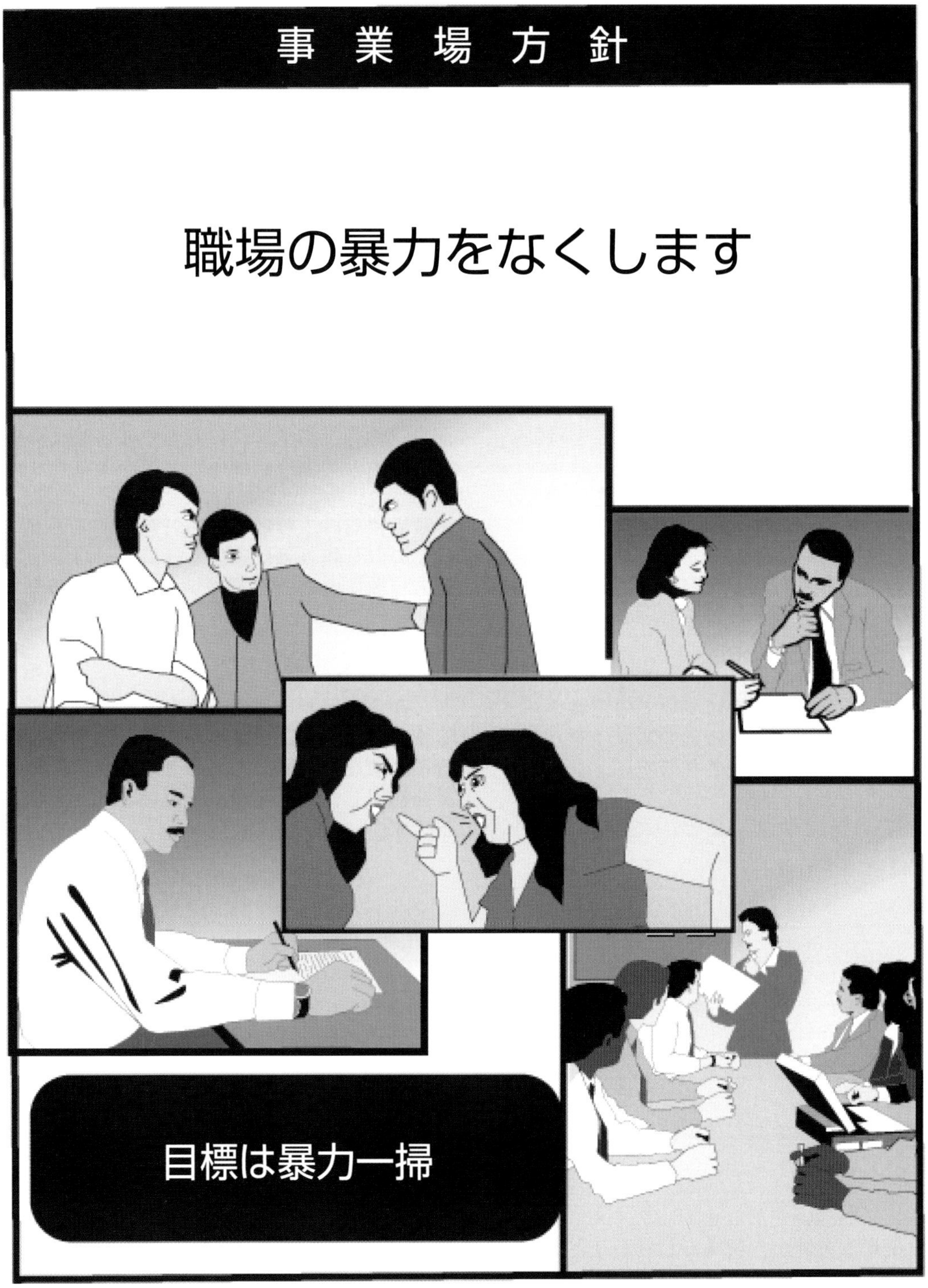

図36　いじめ、いやがらせ、ハラスメント、脅迫、暴力などの攻撃的行為を適切に防止し、適切に対処するための職場の方針を確立し、実施します。この方針には、攻撃的行為のさまざまな事例を防止し対処する方法について、および攻撃的行為の被害者を援助する方法について、明確な手順が含まれている必要があります。

チェックポイント37

尊敬できる行動について訓練を実施し、意識を向上させます。

なぜ

攻撃的な行為が起こっている場合、そうした攻撃的行為は職場の日常の文化、言語、行動に組み込まれています。尊敬できる行動を確保する唯一の方法は、すべての従業員の自覚によってであることが必要とされていることを意味します。

訓練と意識の向上において共同して努力することは、攻撃的な行動を減らすことに役立つだけでなく、職場での尊敬できる行動への人々の支持があることを示すのに役立ちます。

職場のどこでも尊敬できる行動が行われていくことにより、顧客や依頼者に優しさと敬意をもって対応していく可能性を高めることができます。

尊敬できる行動がどういうものかについての意識を向上させることにより、職場における人間関係の対立や役割をめぐる葛藤のリスクが軽減されます。

労働者が尊敬をもって扱われていると、欠勤率、離職や、転職率が低下します。

どのように

1. 尊敬できる行動について行う訓練は、職場に編入された時の概要の紹介のなかにかならず含まれていなくてはなりません。

2. 労働者は、職場にみられることのある攻撃的行為の種類とそのような行為の長期的な影響についてよく知っている必要があります。

3. 職場におけるいじめ、いやがらせ、ハラスメント、脅迫、暴力に対抗する方針が、職場でしっかりと維持され、すべての人に明確に伝えられていなければなりません。

4. 労働者は、攻撃的な行動を指摘できるよう訓練を受けているべきであり、そうした行動が起こった場合に適切な人に通知すると良いことをしたと認められるようになっているべきです。

5. 事業場の従業員が違反者である場合は、明確な懲罰的制裁が行われる必要があります。深刻な場合には、法的対策を取るべきです。

追加のヒント

- 監督者が違反者である事例について対処する明確な方針をもつべきです。そのような場合、犠牲になった労働者は労働組合の代表者か、経営側の上位の人に直接伝えに行くことができるようになっているべきです。

- 攻撃的な行為が頻繁にみられる職場では、攻撃的行為、仲介、紛争解決に対処する方法について、特定の労働者代表を訓練することが役立ちます。

- 職場における尊敬できる行動に関する訓練と意識向上の取り組みは、家族や近隣におけるような職場外の行動にもよい影響を与えることができます。

覚えておくポイント

あらゆるレベルの従業員がお互い尊敬をもって扱われる職場であれば、事業場が地域社会内で良い評判を得ることになります。このことは、良い行動を取る従業員を採用し、高い離職率を避けることをずっと容易にします。

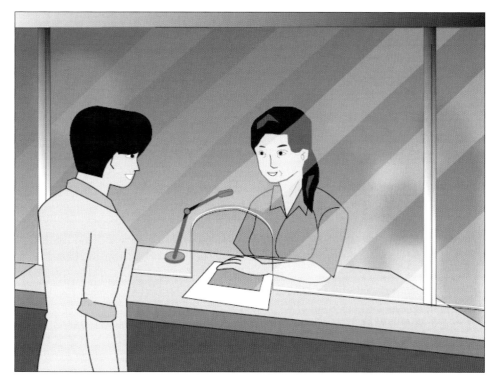

図37a　職場の概要紹介に組み込まれた一部として、尊敬できる振舞いについて管理職と労働
　　　　者の訓練を行います。

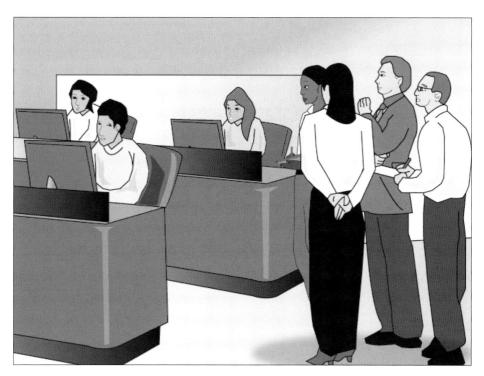

図37b　ストレス予防についての研修の一部として、攻撃的な行為を防止するのに役立つ職
　　　　場環境を調べます。これらの条件に関するグループ討議は常に有用です。

チェックポイント38

職場における暴力、いじめとハラスメントに対処するための手順と行動モデルを確立します。

なぜ

職場における暴力、虐待、ハラスメントは、通常予期しないで発生します。攻撃的な行為が起きるような場合に予防して制止するための手続きが運用されていることが重要です。

こうした手続きは、現場での専門知識と経験をもつ人たちと、さらに労働者の参加を得て、協議して策定すべきです。

暴力、いじめ、ハラスメントは、非常に異なった種類の行為であり、通常、職場内でふだんと異なった種類の反応を必要とします。適切な対応が、職場内の手続きとして明確に定められている必要があります。

攻撃的行為が起こったときは、確立された手順によって、公平で公正な対処が促進されるようになっていなければならず、すべての労働者に対する公平で公正な扱いを支えることができなければなりません。

どのように

1. 職場における手続きには以下の場合にどう対処するかが説明されている必要があります。

　　・被害者を助ける

　　・違反者に対処する

　　・新しい事例を防止する

　　・その異常事態から学ぶ。

2. 脅迫、暴力、ハラスメントが重大なものである事例では、法律違反がある場合には法的対応を取る必要があります。

3. 攻撃的行為の被害者は、その事件のために身体的または精神的疾患を発症する可能性があります。その場合は、援助と支援を受ける必要があり、可能なら適切な資格ある専門職から援助と支援を受ける必要があります。

4. 攻撃をする人が従業員である場合は、職場として明確に懲罰的な処分で対応する必要があります。重度の場合、その人は解雇されるべきです。

5. これらの手続きには、取られた対処について、他の従業員に知らせるための規定が含まれているべきです。

6. その手続きには、労働者が攻撃的な行為を事業者に報告する義務も含まれているべきです。

追加のヒント

－ 事業場が攻撃的な行為のあらゆる事例に躊躇せずに対処する場合、従業員は職場で大切に扱われ、尊重されていると感じるでしょう。これは労働者の積極的な取り組みと動機づけを向上させます。

－ 攻撃的行為の理想的な許容レベルはゼロですが、そのようなレベルに到達できないことがときどきあります。攻撃的行為を許さない良い職場は、2つの指標で判断できます、すなわち、攻撃的行為のレベルが低度のものであること、発生したすべての事態に対して迅速で厳しい懲罰的対処がとられることです。

－ 最悪のシナリオは、攻撃的行為を行った人が現職にとどまる一方、行為を受けた人が職場を離れなければならない場合です。これは明らかに職場の雰囲気に非常にマイナスに影響を及ぼすでしょう。

覚えておくポイント

職場における攻撃的行為は、過去10〜15年の間に多くの国で増加しています。こうした進展にたいしては、事業者、労働者、労働監督署などの他の機関が協力し合って、職場における暴力、ハラスメント、いじめを減らすための厳しい対策を講じる場合にのみ、対抗することができます。

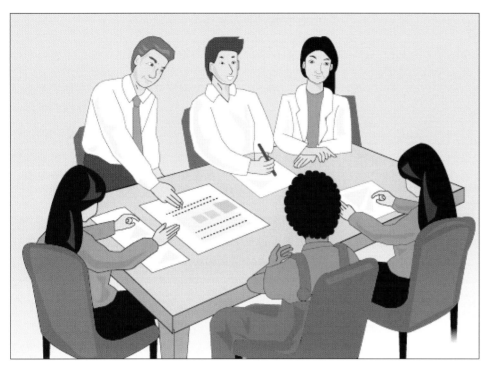

図38a　職場における暴力、虐待、ハラスメントに対処するための手続きと行動モデルを確立し、
　　　　すべての管理者と労働者にその手続きとモデルを周知させます。

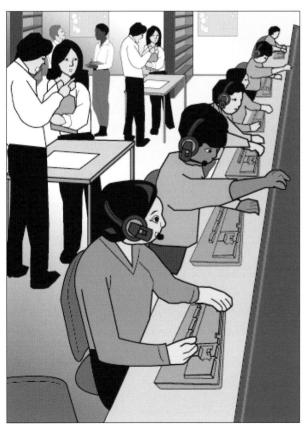

図38b　潜在的な違反者に対処し、被害者を援助し、新しい事例を防止
　　　　するための手続きについて労働者の訓練を実施します。

チェックポイント39

攻撃的行為に巻き込まれた人を援助するために、迅速で文化的に配慮の行きとどいた介入を行います。

なぜ

攻撃的行為の被害者が職場での援助を受けない場合、被害者が心的外傷後ストレス障害、うつ病またはその他のストレス関連疾患のような健康への悪影響を発症するリスクが高くなります。

被害者が援助を受けない場合、その職場で攻撃的行為を受け入れてしまっていることを間接的に伝えていることになり、さらに攻撃的な行為を助長する可能性があります。

被害者が職場で援助を受けていれば、これは他の労働者に、職場が責任を果たす職場であり、労働者が尊重されることを明確に伝えます。

介入は文化的に敏感である必要があります。いくつかの文化圏では、ある種の攻撃的行為の被害者になることは、恥や罪悪感と関連しているからです。

きわどい事例では、違反者は、自分の行為が攻撃を受けた人によってどのように理解されているかを認識していないことがありえます。そのような場合、違反者に情報を伝えることが最良の介入でありえます。

どのように

1. 介入のタイプは、その国の文化、関与した人々、攻撃的行為の種類およびその職場の資源に依存します。文化的に敏感な規定が策定され、適用されるべきです。

2. すべての事例において、介入の最良の形態は、攻撃的行為を受けた人にたいする同僚労働者、管理監督者および経営陣からの実際的な社会的および心理的な支援です。

3. 一部の国では、攻撃を受けた人にたいする専門的な支援を提供することが有意義であり、可能であることがあります。こうした援助を提供するときは、その援助が自発的である（攻撃を受けた人がそれを受け入れるかどうかを決める権利をもっている）こと、その援助が被害者にとって費用がかからないこ

とを常に強調すべきです。

4. 違反者は、違反の種類と深刻さに応じて処分を受けるべきです。そうした対応は、違反者が自分の行為（例えば、冗談、身振りや発言）が攻撃的と受け取られていると認識していないような軽度の事例においても、必要なことがあります。

5. 重度の事例（例えば、銀行強盗）では、被害者個人または数人の被害者を、顧客と頻繁に接触することのない別の職務に移す必要があるかもしれません。

6. 同僚からのハラスメントやいじめの事例では、被害者と違反者が同じ作業単位で働くことのないよう変更する必要があることがあります。

追加のヒント

－ 監督者と管理者は役割モデルです。したがって、監督者と管理者は職場内の被害者にたいする支援と励ましを常に提供すべきです。

－ 管理監督者や同僚に支援されていない人は、自分が攻撃的な行為を受けるのに「ふさわしい」と感じてしまうかもしれません。そのような心理的反応は、被害者が攻撃的行動を「当然である」かのように受け取る場合に起こりえます。

覚えておくポイント

攻撃的な行為は、被害者の自尊心と健康を脅かすものです。そのことが、被害者を最良で最も適切な方法で支援することが非常に重要である理由です。被害者に疾病の徴候や症状がないことがあるかもしれません。それでも、援助は迅速に、被害者による費用負担なしで提供されるべきです。

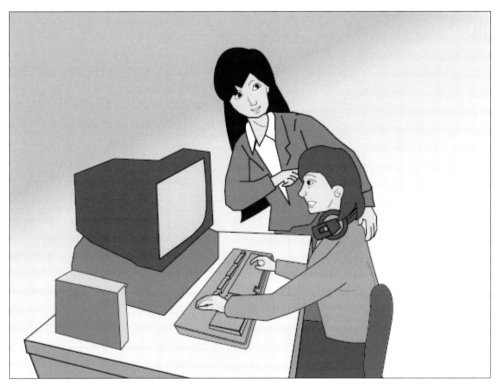

図39a　被害者に対する社会的および心理的支援を含めて、攻撃的行為が起きた場合の適切な介入
　　　　方法について労働者、監督者と管理者を研修します。

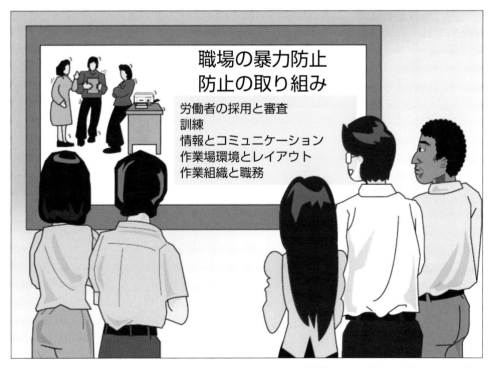

図39b　職場の状況に適した、文化の違いに配慮した支援を提供する必要性を認識します。監督者
　　　　と管理者はロールモデルであることを忘れないようにします。

チェックポイント40

顧客と外部の人からの暴力にたいして労働者を保護するために作業区域を整備します。

なぜ

一部の職場、特にサービス産業における暴力は、職場内の人よりは、顧客、訪問者、または他の外部者によって開始される可能性の方が高くなっています。

研究によると、職場内の物理的なレイアウトや設備について簡単な予防対策を講じておくことが、外部の人による暴力の発生を減らすことがあります。

こうした暴力を受けるリスクが高いいくつかのグループは、精神科および救急病棟、警察官、刑務所職員、バスとタクシーの運転手、門衛、単独または夜間に働く労働者です。

実際の暴力や暴力の脅威が世界的に多くの国々で職場の問題点となっており、住民の態度や行動が変化していることもあって、一次予防をすすめることが困難となっています。

実際の暴力や暴力の脅威は、身体的、精神的健康に重大な影響を及ぼします。極端な事例では、職場における暴力は死を招くことがあります。

どのように

1. 作業区域の整備による暴力の予防にあたっては、特定の職場に内在する特別なリスクを考慮に入れる必要があります。

2. 職場における暴力の予防は、高リスク状況、高リスク集団、高リスク職種の徹底的な分析に基づいて行われるべきです。

3. 各労働者は、避難ルート、容易に利用可能な警報システム、ビデオ監視、顧客からの分離、または暴力から守るように設計されたその他の機器などを利用できるようになっているべきです。

4. 職場の設計には、精神疾患患者、薬物または過剰量のアルコールを服用している顧客、または違反者などの特別なリスクグループの存在を考慮する必要があります。警察の援助は、そのような人たちと出会った場合に容易に求められるようになっているべきです。

5. 外部者からの脅迫行為は軽く受け取られるべきではありません。たとえ身体的暴力が起こらなくても、脅迫的行為が容認されないことを明らかにすべきです。ビデオ録画は、そこうした事例を記録するのに役立ちます。

追加のヒント

- 職場内の安全対策は関連専門家とともに検討しておくべきです。警察および他の当局との良好で継続的な接触に高い優先順位を置いておくべきです。

- 新入者、パートタイマー、臨時労働者を含むすべての従業員は、暴力のリスクについて十分に情報を受けている必要があります。

- すべての労働者は、職場における暴力に対する安全対策とその他の安全対策の実施について、また避難路のような安全設備の利用について訓練を受けているべきです。

覚えておくポイント

同様の問題を抱えている他の職場から学ぶことが重要です。暴力からの保護の実際的な事例は、労働者と監督者が自分たちの職場での暴力から守るための効果的な対策を講じるさいに大いに役立ちます。

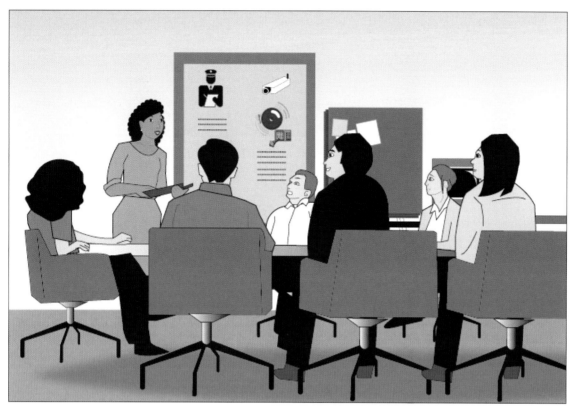

図40a　作業区域内に設置された安全設備の取り扱い方法を含めて、顧客および外部者からの暴力の予防について
　　　　労働者を訓練します。

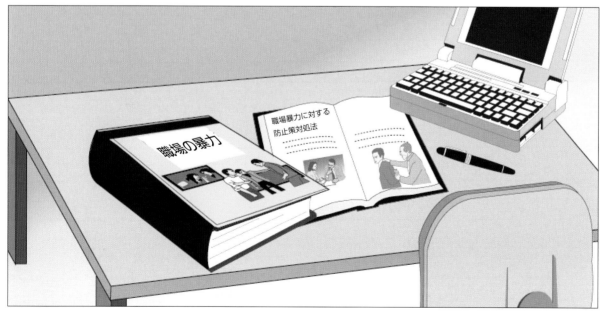

図40b　新入者、パートタイム労働者、臨時労働者を含むすべての従業員に、暴力のリスクと暴力に対する予防対策につ
　　　　いて知らせます。

第 9 章
雇用の保障

雇用の不安定は、職場のストレスにつながる重要な要因です。長期的な雇用保障の欠如、不安定な契約形態および変動する雇用条件は、仕事のストレスを増大させる要因として知られています。これらの要因は、良い職務パフォーマンスと人間関係への関わりの維持を困難にし、労働者の健康と充実した生活に影響を及ぼします。雇用の保障を改善するための対策は、雇用条件の改善と関連してとられる必要があります。とりわけ、以下の対策に注意が向けられます。

- 安定した雇用の可能性を高める

- 雇用条件に関する声明を明確にする

- 定期的な賃金と給付

- 公正な育児休暇を保障する

- 労働者とその代表者の権利を保護する

雇用条件と雇用の安定性を高める対策の両方が明確になっていることは、職場におけるストレスを軽減する上で重要です。

チェックポイント41

安定した雇用の可能性を高めるように仕事を計画します。

なぜ

継続的で公正な雇用条件が保障されていない不安定な雇用条件のもとでは、良好な業務パフォーマンスへの積極的な取り組みを維持することが困難となります。これは仕事関連のストレスを増加させます。

安定した雇用の見通しが明らかでないことに関連した職務の不安定さは、不安や他のストレス関連症状を引き起こすことが知られています。長期的に安定した雇用を確保する対策を講じる必要があります。

不安定な雇用形態についている労働者は、社会経済的条件に影響を受け、しばしば職場でストレスを受けがちです。それにもかかわらず、職場レベルでの支援は必要であり、安定した雇用の可能性を高めるために有用です。

どのように

1. 雇用保障を確保するための手段として、可能な場合には、長期の雇用契約を提供します。不必要な短期契約は避けます。

2. 実現可能な限り、雇用契約を締結します。

3. 関係者は、雇用条件の変化に応じて不安定な契約を減らすために共同で努力すべきです。

4. より安定した雇用契約の可能性を高めることについて、管理者と労働者およびその代表者間で定期的に協議します。

追加のヒント

- 雇用状況が許す限り、正規雇用で安定した職務を設けます。

- 雇用状態の将来の計画をすべての労働者に知らせます。

- 雇用の不安定さを軽減するために、公開の仕組みを通して関係機関、経営者組織および労働者組織と協力します。

覚えておくポイント

事業者と労働者の共同努力により、安定した雇用が続く条件を整えていきます。

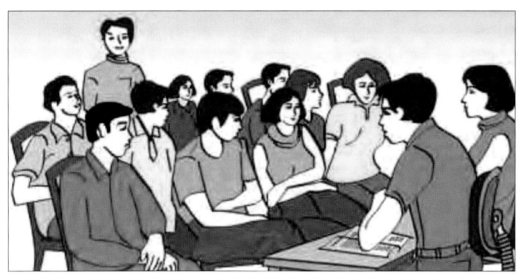

図41a　関係機関、経営者組織、労働者組織と協力して、公開の仕組みと安定した契約を通じて雇用の
　　　　不安定さを軽減します。

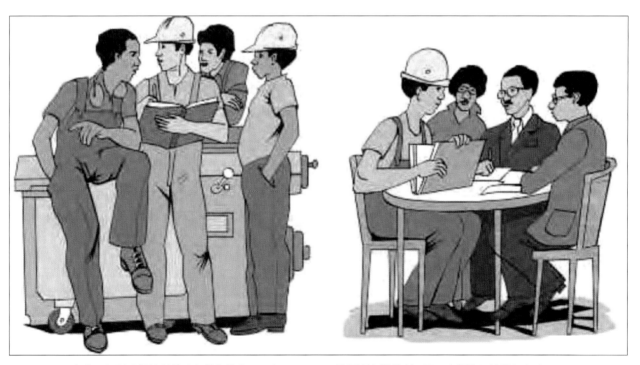

図41b　より安定した雇用契約が続く条件を整えることについて、管理者と労働者の間で定期的に協議します。

チェックポイント42

　雇用条件と賃金に関する明確な条項を記載した書面の雇用契約書を交わします。

なぜ

　雇用条件、賃金支払い、労働条件および労働者の公正な処遇に関する雇用契約書の内容が明確であることが重要です。契約条件は、法的要件と国の雇用政策の進展と合致したものでなければなりません。

　どの雇用契約においても、雇用期間と労働条件に関する明確な条項は不可欠です。公正な処遇の契約上の保証と労働条件が明確であることは職場におけるストレスを軽減するための重要な前提条件です。

　労働条件を改善するための管理者と労働者による共同努力は、雇用契約書の内容が明確であれば、大いに促進されます。契約書には、働きやすい良好な労働条件と差別的な措置のない公正な処遇を確保ための明確な条項があるべきです。

どのように

1．どの雇用契約においても、雇用形態、期間、条件を記載した明確な条項を含めます。

2．雇用契約書において、短期雇用で職務につく人、臨時労働者、移住労働者、パートタイム労働者が労働条件と職場における安全と健康面で均等に処遇されることを明確にします。

3．労働条件を改善し、職場における安全と健康の保護のためにあらゆる努力が払われていることを、雇用契約と定期的な労使協議を通じて明確に伝えます。

4．すべての労働者と明確な契約を結ぶために、関係機関および経営者団体、労働者団体と共同して努力します。

追加のヒント

－　雇用契約の公正さと明確さについて、労働者とその代表者と話し合います。どの契約書においても、労働条件に関する明確な条項を含めるために必要な対策を講じます。

－　雇用と労働条件に関する苦情に対処する公開の仕組みを確立します。これは、すべての人の公正な処遇について表明された職場方針と合致するものでなければなりません。

－　すべての労働者の公正な処遇と労働条件を改善していく共同努力について、管理者、監督者および労働者を訓練します。

覚えておくポイント

　職場におけるストレス予防のためには、雇用形態、期間と条件（賃金を含む）に関して明確な条項が記載された雇用契約書が重要な前提条件です。

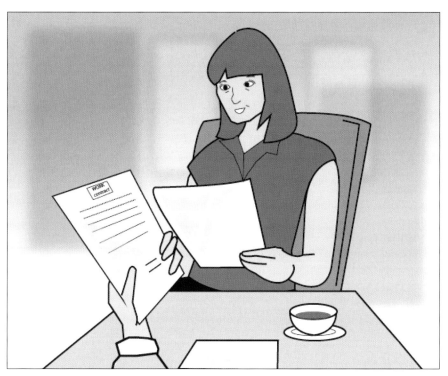

図42a　雇用条件、賃金支払い、労働条件、労働者の公正な処遇について雇用契約書を
　　　　通じて明確に伝えます。

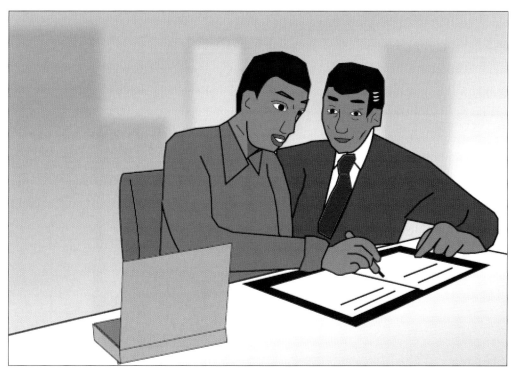

図42b　雇用形態と期間、労働条件についての明確な記載を常に雇用契約に含めます。

チェックポイント43

関連契約書に従って賃金が定期的に支払われ、その他の手当が給付されていることを確認します。

なぜ

賃金とその他の給付についての明確さを欠いた支払いでは、職場ストレスが増大します。こうしたことは、賃金の計算方法と支払方法を明確に伝えることによって避けなければなりません。

賃金と給付の定期的な支払いは、健全な雇用条件を確保するために重要です。

時間外労働にたいする報酬の性格と度合いは時には不明確であり、職場ストレスの源になります。残業代支払いについての透明性は不可欠です。

賃金と給付による従業員の努力の認定は、公正かつ差別なく行われなければなりません。賃金と給付支払いの透明性と、労働者および労働者代表との定期的な協議が重要です。

どのように

1. 雇用契約に従っての賃金と給付の定期的な支払いを確保します。

2. 賃金と給付の計算方法と支払方法を労働者に明確に伝えます。賃金と給付に関してすべての労働者を公正に扱い、その定期的な支払いを確実に行うことを明確な方針とします。

3. 公正な賃金水準を確保する方法と労働者の努力を認知する方法について、定期的に労働者と協議します。

4. 出来高払いや不安定な雇用形態のような賃金制度が労働者の安全と健康に及ぼす影響を調べます。安全と健康への悪影響を防止し、賃金制度と労働条件をともに改善するために共同して努力します。

5. 時間外労働賃金を適正かつタイムリーに支払います。

6. 賃金制度の変更については、事前に労働者と協議します。

追加のヒント

– すべての賃金支払いに正確な賃金計算表を付します。

– 職務の変更または賃金制度の変更の将来計画をすべての労働者に周知させます。

– 賃金制度の改善のすすめ方について、また不公正な扱いと労働者にたいする差別をなくす方策について、労働者代表と共同して検討します。

覚えておくポイント

賃金が定期的に支払われ、諸給付が契約に従って行われることを確かめます。

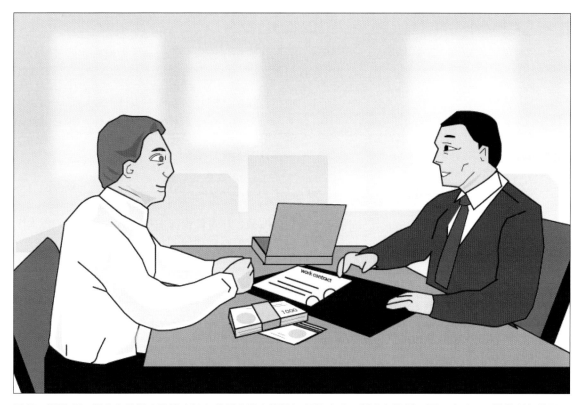

図43　労働者に賃金と給付の計算方法と給付方法を明確に伝えます。賃金と給付の面ですべての労働者を公正に
　　　扱うことを明確な方針とします。

チェックポイント44

育児休暇をとっている労働者の雇用の確保を確かめます。

なぜ

付与された権利に応じて育児休暇をとっている労働者は、ときに自分の職場復帰について不安を感じることがあります。これらの労働者の雇用を確保することが不可欠です。

労働者が育児休暇後に職場に復帰するさいには、その労働者を公正に扱い、仕事に安全に困難なく復帰するよう支援する対策を講じることが重要です。

育児休暇をとる労働者の保護は、すべての職場で順守されなければなりません。インフォーマルセクターや不安定な雇用状況においては、こうした保護の対策を確保することは通常困難です。したがって、育児休暇をとるすべての労働者の雇用の確保を確実に行うためには、政府、経営者団体、労働者団体の共同努力が必要です。

どのように

1. 育児休暇をとる労働者の雇用条件と雇用確保を保護する対策は、法規および団体協約に従って適切に行われるべきです。この条件には、育児休暇の取得資格と職場復帰時の職の確保が含まれます。

2. 育児休暇から復帰する労働者が前の職に就くことができることを確かめます。別の職務に配置転換する場合は、当該労働者の同意を得る必要があり、その労働者の雇用形態を維持するための調整が必要です。

3. 育児休暇後に仕事にもどる労働者のために授乳時間および育児の時間を確保します。

4. 育児休暇をとっている労働者がキャリア開発で不利な立場に置かれていないことを確認します。

5. 育児休暇から復帰する労働者が困難に直面した場合（例えば、健康上の理由で）は、代替職務を提供して労働者のニーズを満たすよう共同して努力します。

追加のヒント

− 育児休暇から復帰する労働者の健康状態に見合った対策が講じられる場合は、適切な訓練を行います。

− 雇用の継続に関して女性と男性の均等な扱いを確保するためにあらゆる努力を行います。この方針の一環として、育児休暇をとる労働者の雇用の確保が順守されるべきです。

覚えておくポイント

育児休暇後に仕事に復帰する労働者の雇用の確保を確実に行うために特別な努力をします。

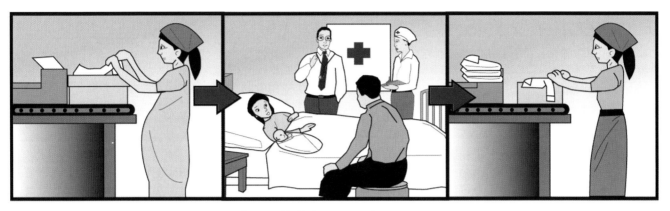

図44a　育児休暇から復帰する労働者が以前の職に就く権利があることを保証します。

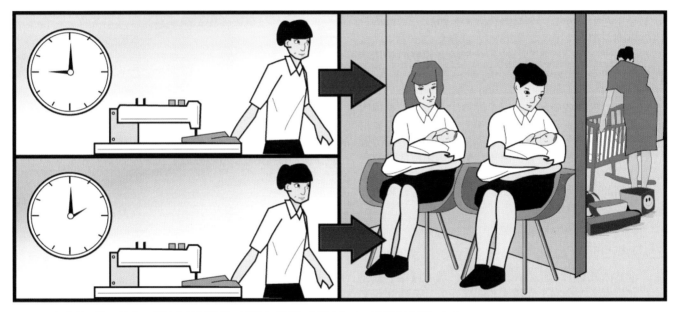

図44b　出産休暇後に仕事に戻る女性労働者の授乳と必要な育児のための時間を確保します。

チェックポイント45

　雇用の確保を強化し、不公正な解雇から労働者と労働者代表を保護します。

なぜ

　雇用の不安定は、しばしば、労働者の雇用状況を保護するための積極的な労働組合活動が行われていないことに関連しています。こうした事情のもとでは、基本的人権としての雇用の確保を強化するために特別な努力をしている労働者代表を励まし保護することが重要です。

　不公正な解雇からの労働者代表の保護は、結社の自由の原則を順守する上できわめて重要なことです。したがって、反組合行為に対抗して労働者代表の雇用状態を保護することが不可欠です。

　すべての労働者の雇用不安を軽減するための職場内の活動を促進することが重要です。より不安定な雇用形態の労働者にとっては特にそうです。これらの労働者は、自分の職を維持し、雇用状態と労働条件を改善することについて、より不安を感じています。団体交渉と定期的協議を通じて職の確保を強化するための共同努力が必要です。

どのように

1．企業の社会的責任の一環として、職の確保を強化し、労働者の権利を保護する明確な方針を確立します。

2．労働者の団体交渉権と雇用の確保を強化する対策に関する団体協定を尊重します。雇用の確保に関する問題や将来計画について労働者代表と定期的に協議します。そしてこの検討に労働者が確実に参加するようにします。

3．労働者代表の権利が保護されていることを確かめます。特に、労働者の職の確保を強化する活動の結果として労働者代表が不公正に解雇されることのないよう保護することが不可欠です。

4．労働者、特に不安定な雇用形態にある労働者のための雇用の確保を強化するために労働者代表と共同で努力します。この努力は労働条件改善と結社の自由に関する労働者の権利の保護に沿ったものである

べきです。

追加のヒント

－　短期労働者、臨時労働者、移住労働者とパートタイム労働者などに向けた対策を含む職の確保を強化するために他の事業場でとられている模範的な対策から学びます。

－　雇用の不安定を減らすためにとることができる対策について、管理者と労働者間における情報交換、また異なった雇用形態に従事する労働者間における情報交換を促進します。

－　経営者団体および労働者団体とともに会議を開催して、雇用の確保を向上させ、雇用条件と労働条件を改善する効果的なプログラムについて話し合います。これらの組織は、特に不安定な職務に関して積極的な役割を果たすことが期待することができます。

覚えておくポイント

　雇用の確保を強化するための明確な方針を確立し、雇用条件に関しての労働者とその代表の権利を尊重します。

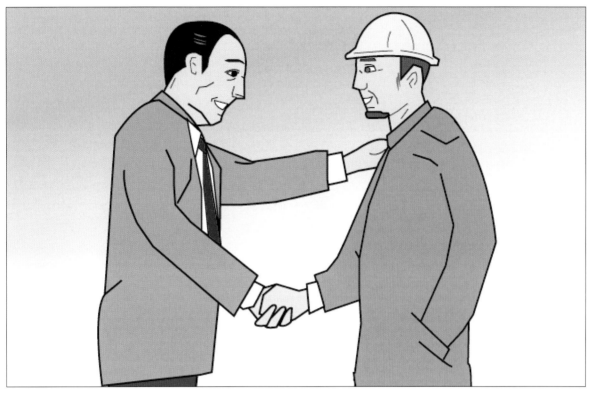

図45　労働者の雇用の確保を強化するための措置を含めて定期的な団体交渉を行います。雇用の確保問題について労働者代表に定期的に相談します。

第10章
情報とコミュニケーション

　職場における積極的な情報交換とコミュニケーションは、事業者と労働者の両方に利益をもたらします。開かれたコミュニケーションは、相互協力を促進し、職場の問題の抽出と解決を容易にします。職場で積極的な雰囲気を作り出す上で、一体となったチームワークが促進されます。重要な決定について通知されている労働者は、互いに合意した目標を達成するために積極的な役割を果たします。このようにして、職場ストレスの増加に結びついていることの多い職場での問題を、より迅速に発見し、効果的に解決することができます。開かれたコミュニケーションは、特に次の活動によって促進されます。

- 職場に行き、労働者と話し合う

- 監督者と労働者間の日常的で容易なコミュニケーションを維持する

- 重要な決定を労働者に通知する

- 経営トップに労働者の意見を伝える

- 労働者に事業経営上の変化についての計画を知らせる

　共通する帰属感と同じ目標の共有は、職場ストレスの予防と軽減に貢献します。

チェックポイント46

常に管理監督者が職場に行き、労働者と話し合うようにします。

なぜ

労働者と話し合うことにより、管理監督者は作業現場で毎日行われている業務への関心を示します。

労働者との個人的な会話は、労働者が健康に関連した問題や家族問題などの個人的な問題にも関心をもつことができるようになります。

労働者との頻繁な話し合いは、管理監督者が感謝の意を表わす機会を設け、どう受け止めているかを労働者に伝えるのに役立ちます。

管理監督者はオフィスに座っているより、労働者と話すことによって、日常業務、組織上の問題、協力のすすめ方についてずっと多くを学びます。

労働者と話すことによって、管理監督者は職場で行われているいじめ、暴力、嫌がらせや、その他の形態の攻撃的行為を発見することがあります。

どのように

1．管理監督者にとって最も重要なことは、机やオフィスから離れて、職場の日常業務に関心を示すことです。

2．一つのやり方は、毎朝作業場に行き、すべての労働者に挨拶することです。これは尊敬と感謝の念を示すサインです。

3．管理監督者は、仕事が安全に行われ、健康上のリスクがないことを確認する義務も負っています。安全についての巡視は、管理監督者が仕事に関連した話題について労働者と情報交換する良い機会を提供します。

4．労働者と話すことによって、管理監督者は生産性を向上させる方法と生産の質に関する意見を求める機会がえられます。労働者はしばしば彼らの毎日の経験に基づいた良いアイデアを持っています。

追加のヒント

－　機械、コンピュータ、工具、またはその他の機器が正しく機能していない場合は、仕事の満足度が低下する主な原因になることがあります。労働者からそのような苦情を受ける場合は、機器を改善するために行動を起こすことが非常に重要です。

－　労働者は、自分の仕事を遂行する最善の方法について質問や疑問を持っているかもしれません。これらの問題点を明確にすることにより、労働者の日常業務を支援することができます。

－　労働者が矛盾する仕事の役割または不明確な仕事の役割を持っている場合、この問題を解決するのが管理監督者の義務です

覚えておくポイント

作業現場での毎日の情報交換は、労働者にも管理監督者にも利益をもたらします。こうした話し合いにより、労働者は支援を受け、事業者は貴重なフィードバックとアイデアを得ます。

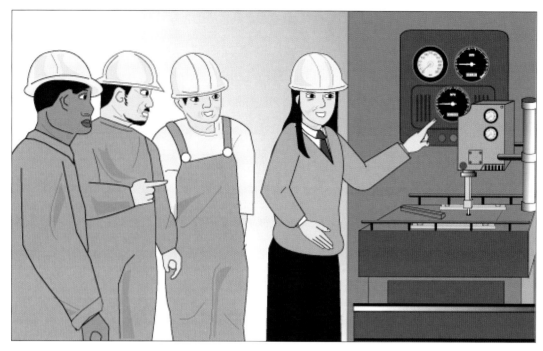

図46　管理監督者が職場に行き、労働者と話をするよう奨励します。労働者が管理監督者と自由に意見を
　　　交換できると感じるオープンな環境を設けます。

チェックポイント47

管理監督者が労働者と問題点について容易に頻繁にコミュニケーションできているか確かめます。

なぜ

管理監督者が労働者と頻繁に話し合っているときは、仕事に関する日々の問題点をすばやく解決できるようになるでしょう。このことにより、無駄を減らし生産性を向上させることができます。

管理監督者と労働者の間の頻繁で容易なコミュニケーションは、職場の作業現場レベルで支援し合う積極的な雰囲気を作り出します。

管理監督者が労働者と頻繁に話し合っている場合、エラーを修正して製品やサービスの品質を向上させるのは容易です。

労働者との良好なコミュニケーションにより、管理監督者は作業場環境（騒音、有害物、熱、照明など）に関する問題を検出し修正することが可能になります。

労働者と管理監督者との間の頻繁なコミュニケーションは、労働者の提案やアイデアが的確に伝わり、経営者によって検討されるようにすることができます。

どのように

1. 管理監督者は部署内を毎日回り、すべての労働者と直接に対面接触できるようにすべきです。

2. 良い管理監督者は良い聞き手になるべきです。監督者が指導している個々の労働者に関心と尊敬を示す場合、労働者は自信を持ち、監督者と気兼ねない関係をもてるようになります。

3. 管理監督者は、労働者が適切な工具を用い、適切な方法で設備を使用するよう励ます必要があります。このようにして、作業の安全が向上し、筋骨格系障害のような健康に関する問題を回避することができます。

4. 管理監督者は、新しい労働者、特別な健康問題をもつ労働者、特別な訓練を必要とする労働者に特に注意を払うべきです。労働者と職務課題が正しく適合していれば、労働者の充実した生活を向上することができ、事業場の生産性を改善することができます。

追加のヒント

- 管理監督者は常に労働者のプライバシーを尊重するべきです。労働者の健康、個人的な問題または家族に関する情報は、労働者の明示的な同意がない限り、他人に伝えるべきではありません。

- 労働者が自分の仕事に関連する問題について管理監督者に知らせるときは、問題を適切な方法で速やかに軽減するための行動が迅速に行われることが非常に重要です。すべての事例で、労働者が、自分たちの問題が真剣に扱われていると分かるように管理監督者からのフィードバックを得ていることが必要です。

- 労働者と連絡を取るさいには、管理監督者は職場でのからかい、ゴシップ、中傷を止めるためにあらゆる努力をするべきです。

覚えておくポイント

管理監督者と労働者の間の日常的で容易なコミュニケーションは、職場で互いに支援し合う積極的な雰囲気を作り出す最も効果的な方法の1つです。労働者が職場で常に高く評価され、尊敬を受けていると感じることができるように、あらゆる努力を払う必要があります。

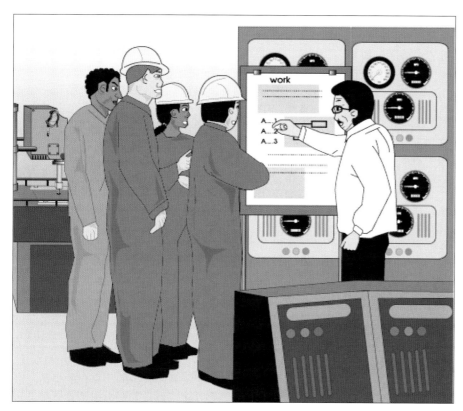

図47a　管理監督者が自分の部署を毎日巡回して、すべての労働者と直接顔を合わせて連絡をとるようにします。

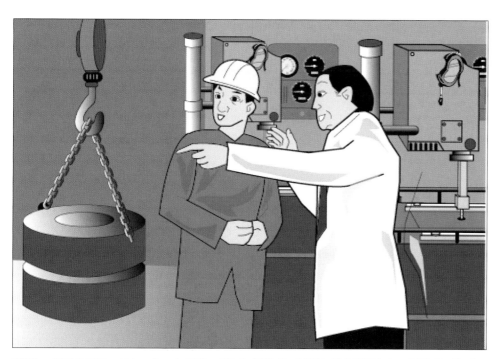

図47b　毎日のコミュニケーションでは、新しい労働者、特別な健康問題をもつ労働者、特別な訓練を必要とする労働者に特に注意を払っていることを示します。

チェックポイント48

重要な決定事項について労働者に適切な手段で定期的に通知します。

なぜ

労働者は、資源、生産、市場状況に関する重要な決定事項について十分な情報を受けていれば、より動機づけられ、より積極的になります。

日々の仕事に影響を与える決定事項について労働者が十分な情報を得ている場合、労働者と経営陣の間の良い信頼関係が築かれます。

関連している将来計画について労働者が十分に知らされている場合、ストレスと仕事についてのあいまいさは減少します。

重要な決定事項について労働者に知らせることは、労働者が尊重されていることを表す重要な兆候です。仕事の質が向上します。

事業場の目標と戦略についてのコミュニケーションは、仕事の意義をはっきりさせる重要な方法です。

どのように

1．一つ一つの情報ごとに適切なコミュニケーション形式を選択します。

・知っていなければならないこと：情報の内容を正しく伝えるために、口頭での伝達とそえに加えての文書送付を選択します。質問や詳しい説明のための機会を提供します。

・知っておくべきこと：書面による情報送付と、それに加えての掲示板とポスターを選択します。

・知ることができること：電子情報、ハンドブック、パンフレットなどを使用します。

すべての場合において、コミュニケーション手段を選ぶさいに、読み取り、執筆、電子通信の使用などに関する労働者の能力と訓練を考慮に入れておかなければなりません。

2．経営者の最終決定がなされていない場合は、労働者に決定が行われる予定日を通知します。こうすることは、うわさや疑念に対抗する良い方法になります。

3．中間管理職を経由して、労働者に関連情報を伝えます。中間管理職は、労働者を最も良くしっているからです。中間管理職は最も適切な手段を選んで伝えるべきです。

4．情報の過負荷を避けます。労働者が情報で過負荷になると、関連する情報が「溺れ」、気づかれなくなります。

5．労働者への情報伝達のタイミング、関連性、形式と内容を常に考慮しておきます。管理者と監督者は、コミュニケーションの内容と形式に注意する必要があります。省いた情報、身振りで示された情報でさえ、労働者によって解釈されることになります。

追加のヒント

－　情報交換では、労働者の社会的、文化的規範、宗教的信念、習慣を考慮する必要があることを常に忘れないようにします。いくつかの種類の書面情報、描かれた図、または使われる用語は、関係労働者の一部によって攻撃的とみなされることがあります。

－　情報伝達のさいに、皮肉、当てこすり、またはこれに似た表現を避けます。コミュニケーションは明確で、どんな種類の「二重の意味」もないようにすべきです。

覚えておくポイント

コミュニケーションは事業場を一緒にまとめる「接着剤」です。

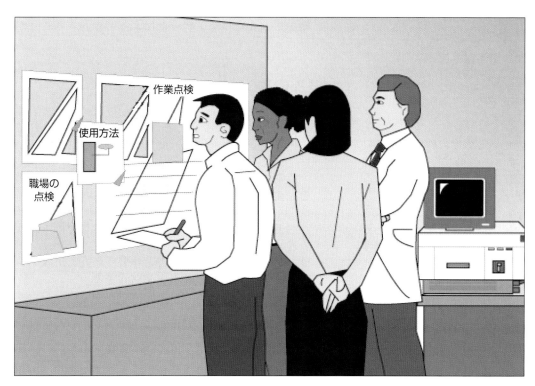

図48　重要な決定について適切な手段を用いて労働者に定期的に通知します。労働者が知っておくべき
　　　事項について労働者に通知するため、掲示板とポスターなどさまざまな情報伝達形式を利用しま
　　　す。

チェックポイント49

経営陣トップに労働者の意見を伝えます。

なぜ

経営陣トップが労働者の意見と態度について正確に把握していることが重要です。これにより、経営陣トップが職場について情報に基づいた意思決定を行うことができるようになります。

管理者が誤解や固定概念によって判断を誤ることがないようにするためには、労働者の意見と態度に関する正しい情報が非常に重要です。

労働者は、多くの場合、職場における問題点と取り組み課題について、非常に関連性が高く正確な情報を持っています。この情報を利用することにより、仕事の質と生産性を向上させることができます。

経営陣―特に最高レベルの経営者―に自分たちの意見が伝わっていると労働者が知っている場合は、自信、積極的な取り組み、動機づけが高まります。労働者の意見と苦情が経営陣トップに提示される場合に、監督者によって支援されているという労働者の気持ちを高めます。

どのように

1. 中間管理職は、毎日の仕事について話し合う定期的な会合を通して、労働者の態度について学びます。

2. 経営陣トップは、労働者の態度と関心事項について知るための体系的な情報チャネルを使用すべきです。管理監督者は労働者と直接接触しているため重要な役割を果たします

3. 労働者が自分たちの態度、経験および提案を表明できるようにするための情報チャネルが、直接にまたは監督者と管理者を通じて伝わるように、確立されているべきです。

4. 労働者が提案や批判点を提示したときには、常にフィードバックを受ける必要があります。オープンに表明された批判は、改善のための良い資源であり、問題には当たらないと受け止めるべきです。

5. 労働者の意見は、内部のメールボックスシステム、掲示板、またはアンケートによって登録することができます。

追加のヒント

- 批判が高く評価され、真剣に受け止められていることを労働者に示すことは良い考えです。それによって、信頼と尊敬の雰囲気が作り出されます。

- 活発に仕事し、批判的な労働者は、職場では問題としてではなく資源として見なされるべきです。

- 労働者からのフィードバックは、職場での手続きを改め、新しいイニシアチブを醸成するために利用することができます。管理監督者はこれらのフィードバックに注意を払う必要があります。

覚えておくポイント

すべての組織は、最上位の管理監督者と現場の労働者の間のオープンなコミュニケーションに依存しています。このコミュニケーションが遮断されると、職場の雰囲気が悪くなり、生産性が低下します。

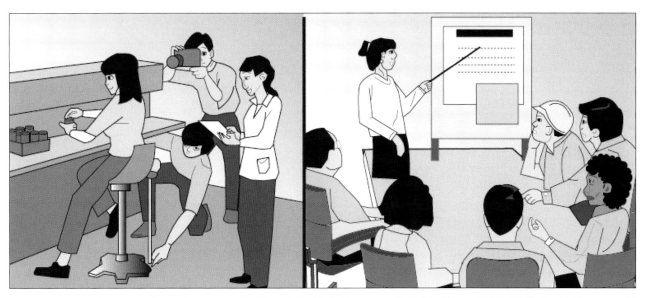

図49a　労働者の態度と関心事項を知るための体系的な連絡手段を利用して、管理監督者および労働者と仕事の結果について話し合います。

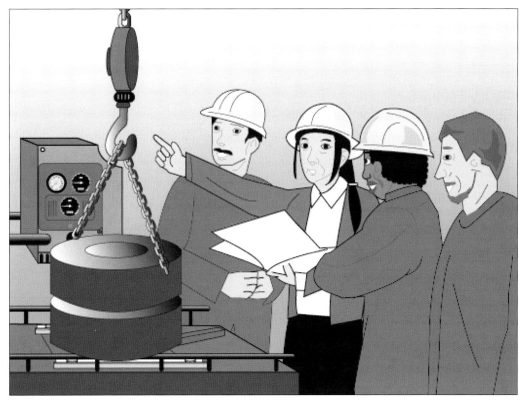

図49b　労働者からのフィードバックを利用して、手続きを修正し、職場における新しいイニシアチブを醸成します。

チェックポイント50

労働者に将来計画と変更点に関する関連情報を伝えます。

なぜ

現代の職場では、変更を加えることが例外ではなく日常の規範になっています。そのため、変更計画についての情報を周知させる必要が増しています。

職場の将来計画と変更点について労働者に十分かつ関連ある情報を提供することは、労働者にたいする尊敬を示す有力な方法です。

将来の計画に関する情報の欠如は、うわさや疑念を生みだします。こうしたうわさや疑念はストレスの大きな原因となります。

労働者に知らせずに大きな変更を実施した場合、そのことが無力感や欲求不満の広がり、経営陣への信頼の欠如につながります。

どのように

1. 労働者は、将来計画が自分の仕事や雇用条件に関して変更を伴う範囲で、主に将来の計画に関心をもちます。したがって、将来の計画が個々の労働者にもたらす結果について労働者に知らせることが重要です。

2. すべての情報は、理解しやすく、適切な形式で表現されている必要があります。教育レベルが一般に高い国でも、すべての労働者が同じレベルの情報理解度を示すわけではありません。

3. 経営陣は、主要な変更点について直接労働者に知らせるべきです。場合によっては、情報は管理監督者を介して周知させることができます。

4. 定期的な情報交換の内部手段が常に奨励されるべきです。これらの手段は、情報の種類に応じて、またその国の文化や職場の文化に応じて、電子情報、文書、掲示板などによることができます。

追加のヒント

- 重要で関連性のある情報を経営陣が差し止めていると労働者が感じている場合、職場での信頼感と意欲が低下します。

- 未決定の変更点や将来計画に関する関連情報の提供は、労働者や管理監督者が自分たちのアイデアや提案を出して、貢献することを容易にします。

- 将来の計画に関する情報は、労働者が職場や家族からの要求について調整していく準備をするのに役立ちます。

覚えておくポイント

未決定の変更点の目的と目標について労働者が知らされれば、参加している事業への帰属感と信頼が向上します。

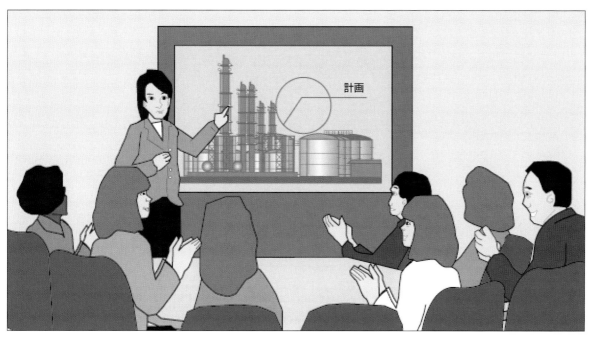

図50a　事業運営と作業組織の大きな変更点について、労働者に直接に情報を提供します。

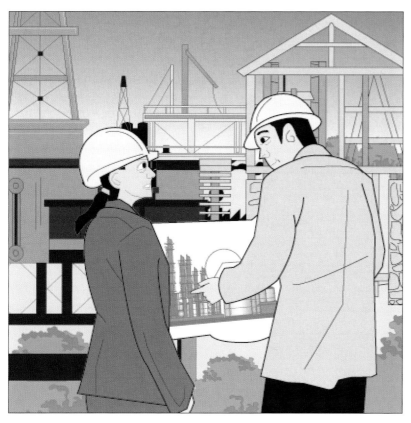

図50b　業務運営と作業組織についての未決定の変更点の目的と目標について労働者に知らせるための定期的な機会を設けます。このことにより、事業への帰属感と信頼が向上します。

参考資料
メンタルヘルスアクションチェックリスト

ILO による本書『職場ストレス予防チェックポイント』は、既刊の『人間工学チェックポイント』（2 版、2010、日本語訳、2013）に代表される実際的な職場改善アプローチの国際経験に基づいて、職場のメンタルヘルス向上に役立つ一次予防策をアクション形式でまとめたものです。

本書の刊行と並行して、国内でも、産業現場の職場ストレスの一次予防策からなる「メンタルヘルスアクションチェックリスト」が普及するようになりました。職場で応用しやすいストレス予防策を 6 領域に分け、同様のアクション形式で24項目、30項目などの使いやすいチェックリストとなっています。本書のチェックポイントと同様に、多領域の項目から、それぞれの職場ですぐ取り上げやすい予防策で構成されています。本書のチェックポイント集を職場条件に合わせて利用するときに、参考になると考え、本書の参考資料として追加しました。

6 領域は、（A）ミーティング・情報の共有、（B）仕事と休みのバランス、（C）仕事のしやすさ、（D）執務環境、（E）相互支援、（F）安心できる職場のしくみです。職場ごとの条件に応じて項目を差し替えたり追加して利用できます。

この形式のアクションチェックリストを用いで職場のメンタルヘルス改善プログラムとして応用されているのが、「職場ドック」です。職場ドックでは、グループワークを円滑に進めるために、メンタルヘルスアクションチェックリストを現場向きに編集して活用します。この参考資料には、職場ドックで用いられている24項目のアクションチェックリストを掲載しています。実際の参加型改善活動の進め方は、本書の訳者らによる『メンタルヘルスに役立つ職場ドック』（大原記念労働科学研究所、2015年）を参照してください。

本書の中には、最初の部分に50項目のチェックリストが載せられていますが、このチェックリストは、本文中の全項目をチェックリスト形式に提示したもので、実際の使用に当たっては、この参考資料のように項目を選んでイラストを付加した形式が役立ちます。

具体的な手順としては、個人によるチェックリスト記入のあと、職場内で小集団に分かれてのグループ討議を行い、職場の良い点、改善点を出し合い、それをもとに数項目の改善計画を作成して期限までに改善して報告する手順が推奨されています。この手順で改善を行っていくときに、本書記載のチェックポイントの内容が、大いに役立ちます。

メンタルヘルスアクションチェックリスト（職場ドックチェックシート）

このアクションチェックリストには、働きがいがあり、よりよい仕事にとりくめる、働きやすい職場環境づくりのための改善策がとりあげられています。あなたの職場の職場環境を改善する際の参考にしてください。

【メンタルヘルスアクションチェックリストの使い方】

各チェック項目について「提案しますか？」の欄にチェックを記入します。
1．その対策が不必要で、今のままでよい（対策がすでに行われているか、行う必要がない）場合は「□いいえ」に✓をつけます。
2．その対策が必要な（これから改善したい）場合は、「□はい」に✓をつけます。すでに対策が行われている場合でも、さらに改善したい場合には、「□はい」に✓をつけてください）。
3．「□はい」に✓のついた項目のうち、その対策を優先して取り上げたほうがよい項目は、「□優先する」に✓をつけてください。3—5つ選ぶとよいでしょう。
4．チェックリストを記入したら、あなたの職場で安全・健康に、快適で働きやすい職場づくりのために「役立っている良い点3つ」と「改善したい点3つ」を最後の頁に記入します
5．このチェックリストにはない項目で、自分たちの職場のチェックリストに追加したほうが良いと思う改善策がある場合は、「E. 追加項目」の欄に直接記入してください。

A　ミーティング・情報の共有化

1 業務のスケジュールについて全員が参加するミーティングを定期的に開催します
提案しますか？ □いいえ □はい → □優先する

2 具体的なすすめ方や作業順序について、少人数単位または作業担当者ごとに決定できる範囲を調整します
提案しますか？ □いいえ □はい → □優先する

3 対応マニュアルの作成などで仕事を円滑に進めるために必要な情報を共有します
提案しますか？ □いいえ □はい → □優先する

4 スケジュール表や掲示板を活用し、全員に必要な情報が伝わるようにします
提案しますか？ □いいえ □はい → □優先する

B　ON（仕事）・OFF（休み）のバランス

5 繁忙期やピーク時に備え、個人やチームに業務が集中しないよう前もって人員の見直しや業務量の調整をするようにします
提案しますか？ □いいえ □はい → □優先する

6	ノー残業デーなどの活用により、残業時間を減らします		提案しますか？ □いいえ　　□はい └▶□優先する
7	十分な休憩時間（昼休み）が確保できるようにします		提案しますか？ □いいえ　　□はい └▶□優先する
8	休日と休暇が確保できるよう計画的に、また、必要に応じて取れるようにします		提案しますか？ □いいえ　　□はい └▶□優先する

C　仕事のしやすさ

9	各自の作業スペース、作業姿勢等を見直して、仕事をしやすくします		提案しますか？ □いいえ　　□はい └▶□優先する
10	職場全体の机、キャビネット、書架等のレイアウトや動線を見直して仕事をしやすくします		提案しますか？ □いいえ　　□はい └▶□優先する
11	書類や物品等の保管方法を見直して、必要なときに必要なものを、誰もがすぐ取り出せるようにします		提案しますか？ □いいえ　　□はい └▶□優先する
12	安心して仕事ができるよう、ミスや事故を防ぐための工夫をします		提案しますか？ □いいえ　　□はい └▶□優先する

D　執務室内環境の整備

13	冷暖房設備などの空調環境、照明などの視環境、音環境などを整え、快適なものにします		提案しますか？ □いいえ　　□はい └▶□優先する
14	快適で衛生的なトイレ、更衣室とくつろげる休養室を確保します		提案しますか？ □いいえ　　□はい └▶□優先する
15	職場における受動喫煙防止対策をすすめます		提案しますか？ □いいえ　　□はい └▶□優先する

| 16 | 災害発生時や火災などの緊急時に対応できるよう、通路の確保や必要な訓練を行うなど、日ごろから準備を整えておきます | | 提案しますか？
□いいえ　□はい
┗□優先する |

E　職場内の相互支援

17	必要な時に上司に相談したり支援を求めたりしやすいよう、コミュニケーションをとりやすい環境を整備します		提案しますか？ □いいえ　□はい ┗□優先する
18	同僚に相談でき、コミュニケーションがとりやすい環境を整備します		提案しますか？ □いいえ　□はい ┗□優先する
19	同じ職場で働く人同士がお互いを理解し、支え合い、助け合う雰囲気が生まれるよう懇談の場を設けたり、勉強会等の機会を持つなど、相互支援を推進します		提案しますか？ □いいえ　□はい ┗□優先する
20	異なる職場間の連絡調整で相互支援を推進します		提案しますか？ □いいえ　□はい ┗□優先する

F　安心できる職場のしくみ

21	こころの健康や悩み、ストレス、あるいは職場内の人間関係などについて、気がねなく相談できる窓口または体制を確保します		提案しますか？ □いいえ　□はい ┗□優先する
22	ストレスへの気づきや上手な対処法など、セルフケア（自己健康管理）について学ぶ機会を設けます		提案しますか？ □いいえ　□はい ┗□優先する
23	業務に必要な研修やスキルアップの機会を確保するようにします		提案しますか？ □いいえ　□はい ┗□優先する
24	救急措置や緊急時の連絡・相談の手順を全員が理解できるようにします		提案しますか？ □いいえ　□はい ┗□優先する

	G　追加項目		
25	（追加項目）上記以外で提案があれば加えてください		提案しますか？ □いいえ　　□はい 　　┗□優先する
26	（追加項目）上記以外で提案があれば加えてください		提案しますか？ □いいえ　　□はい 　　┗□優先する
27	（追加項目）上記以外で提案があれば加えてください		提案しますか？ □いいえ　　□はい 　　┗□優先する

[訳者]

小木 和孝 （こぎ かずたか）　公益財団法人 大原記念労働科学研究所 主管研究員
　　　　　　　　　　　　　　　元 ILO 労働条件環境局長

吉川 悦子 （よしかわ えつこ）　日本赤十字看護大学 准教授
　　　　　　　　　　　　　　　公益財団法人 大原記念労働科学研究所 特別研究員

佐野 友美 （さの ゆみ）　　　　公益財団法人 大原記念労働科学研究所 研究員

吉川 徹 （よしかわ とおる）　独立行政法人 労働者健康安全機構 労働安全衛生総合研究所
　　　　　　　　　　　　　　　公益財団法人 大原記念労働科学研究所 アドバイザリーボード

職場ストレス予防チェックポイント

2018年5月25日発行

訳 者	小木 和孝，吉川 悦子，佐野 友美，吉川 徹
発行者	酒井 一博
発行所	公益財団法人 大原記念労働科学研究所
	郵便番号151-0051
	東京都渋谷区千駄ヶ谷1-1-12　桜美林大学内3F
	電話　03-6447-1330（代）
	03-6447-1435（事業部）
	FAX　03-6447-1436
	URL　http://www.isl.or.jp
印刷所	亜細亜印刷株式会社